U0297582

写给患者的
健康指导书系

类风湿关节炎
患者必读

主编◎于秀辰

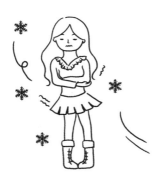

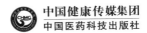

中国健康传媒集团
中国医药科技出版社

内 容 提 要

　　类风湿关节炎（RA）是一种病因未明的慢性、以炎性滑膜炎为主的系统性疾病，可以导致关节畸形及功能丧失。因此，科普教育对于类风湿关节炎的早期发现、早期治疗，避免关节功能丧失具有重大意义。本书以通俗易懂的文字，深入浅出地介绍了类风湿关节炎的检查、治疗、预防、饮食、运动及自我健康管理的基本知识、基本理念和注意事项，解答人们普遍关心的问题，以帮助人们增加健康知识，从而更好地进行自我管理。

图书在版编目（CIP）数据

　　类风湿关节炎患者必读/于秀辰主编. —北京：中国医药科技出版社，2024.8
　　（写给患者的健康指导书系）
　　ISBN 978-7-5214-4291-5

　　Ⅰ．①类…　Ⅱ．①于…　Ⅲ．①类风湿性关节炎—防治—普及读物
Ⅳ．① R593.22-49

中国国家版本馆 CIP 数据核字（2023）第 226838 号

美术编辑　陈君杞
版式设计　也　在

出版　**中国健康传媒集团** | 中国医药科技出版社
地址　北京市海淀区文慧园北路甲 22 号
邮编　100082
电话　发行：010-62227427　邮购：010-62236938
网址　www.cmstp.com
规格　880×1230mm $^1/_{32}$
印张　4 $^1/_2$
字数　86 千字
版次　2024 年 8 月第 1 版
印次　2024 年 8 月第 1 次印刷
印刷　北京盛通印刷股份有限公司
经销　全国各地新华书店
书号　ISBN 978-7-5214-4291-5
定价　**25.00 元**

获取新书信息、投稿、为图书纠错，请扫码联系我们。

编委会

主　编　于秀辰

副主编　赵　谏

编　委　（按姓氏笔画为序）

丁　千　马静敏　王耕畦　艾鸿欧

丘　婧　李佳佳　杨　双　杨　雯

杨慧鑫　吴　婧　陈圆圆　孟艳娇

赵　帆　姜国臣　娄树静　姚　彬

寇嘉靓　雷超奇

前　言

　　类风湿关节炎是一种慢性、全身性自身免疫疾病，主要累及关节滑膜、软骨和骨质，长期慢性炎症会导致骨质破坏和关节畸形，严重者会导致残疾。类风湿关节炎是一个世界范围性的疾病，且发病率较高。目前，我国类风湿关节炎患者已超 500 万，发病率约为 0.42%。类风湿关节炎的发病可发生在任何年龄阶段，其中约 60% 的患者在 30~50 岁之间发病，其中男女发病比例为 1∶（2~4），女性绝经期为发病高峰。

　　类风湿关节炎是一种极易致残的疾病，未经治疗的患者致残率大于 50%，且该病可诱发多种疾病，严重影响患者的正常生活、工作、婚姻等。当类风湿关节炎进展到关节畸形或出现并发症时，治疗费用将大大增加，给患者的家庭带来巨大的精神和经济压力。美国相关调查显示，每年类风湿关节炎及其相关治疗的费用占其 GDP 的 1%。我国目前虽尚无类似数据，但初步估计该病带来的损失不小。因此，预防、早期诊断、早期治疗类风湿关节炎，降低其关节畸形及并发症发生率非常重要。

　　降低类风湿关节炎关节畸形及其并发症的发病率，减少其治疗费用，提高类风湿关节炎患者的生活质量，不仅是医学界广泛关注的问题，也是广大类风湿关节炎患者及家属最为关心的问题。

本书深入浅出地对类风湿关节炎的发病机制、早期症状、并发症等进行了论述，并对如何就诊看病、常规检查的意义、治疗与用药、平时饮食运动及调护等患者常见疑问做了详细解答。

因为篇幅关系，未能把所有参考文献标明出处，敬请谅解。

编者

2023 年 12 月

目 录

认识类风湿关节炎

就诊前必看

常规检查

（一）检查项目　/34

检查须知

治疗与用药

良好习惯很重要

注意事项与调护

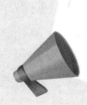

认识类风湿关节炎

（一）类风湿关节炎的基本知识

01 类风湿关节炎为什么被称为"不死的癌症"

类风湿关节炎是一种以滑膜炎为病理基础的自身免疫性疾病。所有存在滑膜的关节都可能会涉及，表现为全身关节尤其是小关节肿胀、疼痛、活动不利，然后出现畸形，导致自己不能系腰带、拿筷子、走路等。此外，炎症反应不止出现在关节，还可能会出现在内脏，如心、肺、肾、胃肠等器官也会出现相关炎性病变。一旦得了类风湿关节炎，它就会如影随形地伴随患者一生，并且会随着季节、情绪变化等出现病情加重或反复，出现上面所说的不能自己完成简单动作的情况，连日常生活都需要他人照顾，生活质量严重下降，在给患者带来巨大痛苦和精神压力同时却又不致死，因此被称作"不死的癌症"。

02 什么因素能引起类风湿关节炎

引起类风湿关节炎的因素很多，主要有以下几点：①遗传因素；②细菌和病毒感染；③性激素；④环境因素。在以上因素的共同作用下，诱发自身免疫系统攻击自身靶器官，导致了类风湿关节炎的发生。

03 什么样的感染可以引起类风湿关节炎

细菌感染和病毒感染有可能是引发类风湿关节炎的诱因。① A 族链球菌长期存在于人体内，成为持续性抗原，刺激机体产生抗体，发生免疫病理损伤，从而导致类风湿关节炎。②在类风湿关节炎患者的外周血中可发现较多感染 EB 病毒的 B 细胞，血清中也可检测到高滴度的抗 EB 病毒抗体，说明 EB 病毒感染可能是造成类风湿关节炎发病的感染性因素。但是因为从未在患者关节液或滑膜组织中找到过相关细菌、病毒抗原，所以缺乏直接证据表明细菌感染与病毒感染和类风湿关节炎的发病有直接联系。

04 女性为什么容易得类风湿关节炎

类风湿关节炎发病率的男女之比为 1:（2~4），女性患者明显高于男性患者，说明类风湿关节炎的发病可能与雌激素作用有关。女性患者在妊娠期孕激素升高，此时病情会明显减轻，并且服避孕药的女性发病率也低，这都说明类风湿关节炎的发病可能与雌激素有关。

05 什么样的生活环境下，类风湿关节炎发病率高

温度、湿度变化大的地区，类风湿关节炎的患病率高。温带、寒带和亚热带发病率明显高于热带，而热带潮湿地区发病率则明显高于干燥地区。在寒冷、潮湿的环境下，类风湿关节炎的发病率更高。

06 为什么压力大是类风湿关节炎发病的重要诱因

长期处于负面情绪中，如情绪低落、压抑、性格内向等，会导致内分泌系统失调，激素分泌异常，患类风湿关节炎的概率也就会高于其他人。

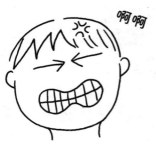

07 类风湿关节炎的早期征兆有哪些

类风湿关节炎早期会出现晨僵。晨僵是指病变的关节在长时间静止不动后出现较长时间僵硬，如胶黏着的感觉，在适当活动后逐渐减轻的现象，这种现象常出现在晨起，故称"晨僵"。而后被侵犯的关节会出现红肿热痛、不能弯曲，最常出现在手指除最末端的指间关节外的

其余关节及腕关节等，疼痛两侧对称、时轻时重，关节皮肤有时会出现褐色的色素沉着。在急性期时，除了有关节症状，还可能伴有全身症状，如发热、体重减轻及疲乏感等。这时应及时到医院就诊，做相应检查，以便明确诊断，及早治疗。

08 什么是对称的关节疼痛

类风湿关节炎的发病关节是对称的。所谓对称就是左手哪个关节痛，那么右手相应的关节也会痛。比如左手食指关节疼痛时，右手也是食指关节疼痛，疼痛程度可能会有区别，呈现一侧重一侧轻，但一般不会出现左手是食指关节疼痛，但右手是无名指关节疼痛这种不对称疼痛的情况。

09 类风湿关节炎为何被称为疼痛会"跑"的关节炎

类风湿关节炎一般不会在同一时间所有关节都出现疼痛，而是一处疼完另一处才开始疼，像风一样从一处吹动到另一处，被称为游走性疼痛。中医把这种情况称为行痹。正因为其疼痛如风般善行，不会总是待在一个地方"坐以待毙"，通常会按一定规律游走在各个关节之间，但又不是必然遵循这些路线，所以让人不能完全摸清它的"路数"。在类风湿关节炎疼痛游走的过程中，有一个比较特殊的现象，就是在前一个关节肿胀转移到后一个关节之后，前一个关节的肿痛会在短时间内减轻或消失，而被转移的关节肿痛会逐渐加重。

⑩ 常见的关节发病顺序是什么

类风湿关节炎容易最先侵犯四肢关节，包括手指、腕、足趾、踝关节等，其次是肘、膝关节，也可能会侵犯肩、颈椎、髋关节等。虽然手指关节都是小关节，但只有近端的指关节才会发病，远端的指关节，也就是距离指尖最近的关节并不发生类风湿关节炎。

⑪ 关节疼痛转移的速度都一样吗

不一样。类风湿关节炎在疾病初期关节疼痛的游走性比较明显，疼痛转移的间隔期比较短，多半在几天之内；而一旦出现关节肿胀后，疼痛则需要经过数月或更长时间才会转移到另一个关节。

⑫ 晨起手胀僵硬不能握拳是怎么回事

有些患者早晨起床发现手胀得要命，手指无法握拳或自由活动，活动一下或者过一段时间后可以缓解，这是类风湿关节炎初期的一种典型表现，称为晨僵。出现晨僵的主要原因是由于在睡眠或活动减少时，病变关节周围组织出现渗液，形成局部水肿，引起周围肌肉紧张，而使关节肿痛或僵硬不适。随着起床活动后，肌肉收缩，这些渗液又被重新吸收进血管和淋巴管里，晨僵也就随之缓解。类风湿关节炎的晨僵时间一般要持续 1 小时以上。

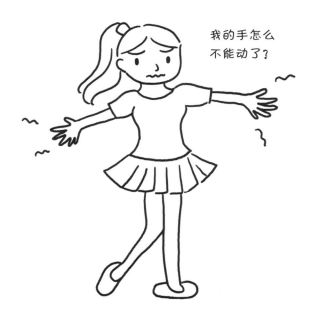

我的手怎么不能动了？

13 晨僵是类风湿关节炎的独特表现吗

不是。晨僵不能算是类风湿关节炎的独特表现，其他关节疾病如骨性关节炎也可有一定程度的晨僵症状。但是如果和晨僵的时长联系起来，类风湿关节炎的晨僵表现就具有独特性了。因为只有类风湿关节炎的晨僵会超过 1 小时，而骨性关节炎的晨僵不会超过 30 分钟。当类风湿关节炎患者病情缓解时，晨僵的持续时间就会缩短，程度也会减轻。因此，晨僵也是反映类风湿关节炎炎症反应严重程度的一个重要指标。

14 得了类风湿关节炎一定会有关节变形吗

不一定。类风湿关节炎会导致关节变形是因为炎症、增生会侵犯关节软骨，造成骨和关节的破坏，最终导致关节畸形和功能丧失。有些患者尽管反复发作关节肿胀、疼痛、僵硬，但是十几年过去了关节破坏却没有出现；而有些患者除了首次发现类风湿关节炎的时候处于发作期，接下来数年未再发作，但仍出现了关节变形，造成这种现象的原因至今还不清楚。

15 关节已经变形还能恢复吗

不能。关节变形是骨和关节破坏的结果，骨和关节结构都被破坏了，就像被炸毁的房子，想恢复原状是不可能的了。另外，因为关节持续炎症及增生的关系，也使得关节难以通过手术重塑（即使手术也会再发），所以一旦关节变形就不能再恢复了。

16 各种类型的"类风湿手"

类风湿手也可谓是类风湿关节炎患者的"身份证"，典型的类风湿手可作为临床诊断类风湿关节炎的依据。类风湿手主要有以下几种：远端指间关节伸得过直，掌指关节脱臼，以致全手关节向外侧偏斜，也就是关节尺侧偏斜，手指固有肌挛缩以及日常关节活动的机械性压力，形成所谓"海象鳍足样""鸡爪样"畸形；屈曲的近端指间关节被迫穿过深肌层，像一个纽扣通过纽孔一样，形成"纽孔花"样畸形；由于手内部肌肉收缩，产生近端指间关节过度伸展和远端指间关节屈曲，形成"天鹅颈"样畸形。

⓱ 让人步履维艰的"类风湿足"

类风湿足分为前足和后足病变。

前足主要表现为拇趾向外偏斜及跖趾关节半脱位，随着病程的进展，足底部脱位的跖骨头处可形成胼胝，常发生拇趾外翻畸形伴跖趾向腓侧偏斜，出现拇囊炎。随着病程的发展，出现锤状趾，患趾可严重偏斜并互相重叠，致使患者难以继续穿着正常的鞋子。

后足主要表现为足跟外翻畸形和后足骨性关节炎，严重者累及踝关节，可引起严重疼痛及步行困难，此即典型的"类风湿足"。

⓲ 类风湿关节炎只影响关节吗

并非这样。有人说既然叫类风湿关节炎，那肯定只影响关节啊，别的还能有什么症状？其实不然。类风湿关节炎是自身免疫性疾病，多见关节症状，其他器官也可能被波及，比如心、肺、肾、消化道、皮肤、角膜、血管等，并可能会合并干燥综合征等其他自身免疫性疾病。

（二）类风湿关节炎的关节外表现

19 类风湿关节炎在皮肤的表现

类风湿结节

类风湿结节多发生在皮下，可以单发或多发，直径从几毫米到几厘米不等，质地较硬，常与其下的骨面粘连，通常无压痛。临床上约有 25% 的类风湿患者会发生类风湿结节。类风湿结节多发生在经常受压或摩擦处，如手肘、足跟、腕部等处，所以避免过度持续给某一处皮肤施加压力是避免产生类风湿结节的重要原则。多数情况下，类风湿结节的出现与类风湿关节炎病情活动相关，可随病情好转而消失。

皮肤血管炎

皮肤是小血管炎最常累及的部位，可导致皮疹、指（趾）甲周围小面积的皮肤坏死、指（趾）端坏疽、肢体溃疡，伴有指（趾）端感觉障碍，出现麻木、灼热、疼痛、虫爬感等异常感觉。

20 类风湿关节炎在心血管系统的表现

类风湿关节炎累及心脏，可以造成心肌炎、心包炎、心瓣膜病、冠状动脉炎等，临床表现因受累部位不同而各异。这是由于类风湿关节炎导致的"炎症细胞"在心脏形成肉芽肿，而肉芽肿发生在心脏的什么部位，什么部位就会出现相应的病理表现。

💡 心包炎

在类风湿关节炎患者合并的心血管病变中，以心包炎最常见，约占全部类风湿关节炎患者的 10%，而约有50% 的生前无症状的类风湿关节炎患者在尸检时被发现有心包损害。急性心包炎可出现于病程的任何阶段，多见于处于活动期和类风湿因子阳性的患者。其外在表现是出现胸部刺痛，并随呼吸及体位改变而加重，伴有大量心包积液时可出现呼吸困难、下肢水肿。

💡 心肌炎

局灶性心肌炎是类风湿关节炎导致的"炎症细胞"侵犯心肌，造成心肌细胞坏死而出现的心脏病变。一般情况下，因为心肌坏死细胞数量有限，所以患者没有什么自觉症状。但若炎症浸润整个心肌，造成心肌细胞大量坏死，则可导致心力衰竭，出现喘憋、平卧加重、咳吐泡沫痰等临床症状。

💡 冠状动脉炎

冠状动脉炎是"炎症细胞"侵及冠状动脉，导致血管壁变硬变厚，管腔变窄，还会形成斑块附着在血管壁上，若斑块脱落就可能会形成血栓。

💡 心脏瓣膜病

约有 30% 的类风湿关节炎患者可出现心脏瓣膜病，但只有少数患者会出现症状，较常见的是瓣膜关闭不全，包括主动脉瓣、二尖瓣、三尖瓣关闭不全。主动脉瓣及二尖瓣关闭不全会出现心慌气短、呼吸困难等症状，三尖瓣关闭不全则多无明显不适症状。而瓣膜狭窄、房室传导阻滞者比较少见。

21 类风湿关节炎在呼吸系统的表现

类风湿关节炎影响呼吸系统的不同位置，会有不同的临床表现。

💡 胸膜炎和胸腔积液

类风湿关节炎可导致胸膜炎伴胸腔积液，多见于类风湿因子阳性、有类风湿结节的患者，其中 90% 为中老年男性。病情较轻时常常没有明显的不适症状，必须借助影像学检查才能发现；胸膜炎加重并出现渗液时患者可能会感到胸痛；伴有胸腔积液时会出现胸闷、胸痛；大量胸腔积液时，可出现气短心悸、呼吸困难，甚至端坐呼吸并伴有发绀。

 ### 肺内也可以有类风湿结节

类风湿结节可以在肺内散发，多数患者初期无明显不适症状，结节较大或继发感染时，可出现咳嗽；累及胸膜时，可出现胸痛；结节坏死时，可出现痰中带血，甚至咯血；结节位置不好可能压迫神经引起疼痛，或导致胸膜炎及气胸，出现胸闷胸痛、呼吸困难等症状。常见于类风湿因子阳性、有广泛的关节炎，以及其他部位有类风湿结节的患者，大小多为 1~2cm 的小结节，需要和肿瘤、结核等鉴别。

 ### 弥漫性肺间质纤维化

约有 11% 的类风湿关节炎患者最终会出现弥漫性肺间质纤维化，其属于肺间质炎性病变，表现为进行性呼吸困难、气急、干咳，或有少量痰。

 ### 闭塞性细支气管炎与肺血管炎

闭塞性细支气管炎是类风湿关节炎患者中较少见的并发症，是指细支气管损伤后的上皮炎症反应，主要症状为逐渐进展或突发的呼吸困难，伴有咳嗽喘息。肺血管炎则更加罕见，是血管壁炎症改变导致的血管破坏，全身症状为发热、乏力、关节疼痛等。独立的肺血管炎少见，多伴有其他肺部表现，如肺纤维化、肺结节等。

💡 合并尘肺

类风湿关节炎合并尘肺，又称为 Caplan 综合征，主要见于接触大量粉尘的患者。患者同时具有尘肺和类风湿关节炎的症状，包括呼气困难、关节症状等。

㉒ 类风湿关节炎的肾损害

当类风湿关节炎影响到肾脏，会出现肾脏损害，以膜性肾病、系膜增生性肾小球肾炎、肾淀粉样变性、肾脏血管炎和药物性肾损害最为常见。肾功能受损的程度与类风湿关节炎的病程、活动性和类风湿因子阳性具有相关性。

💡 膜性肾病

膜性肾病是由抗体介导、肾小球上皮侧免疫复合物沉积，引起细胞损伤和肾小球滤过屏障的破坏，最终导致肾病综合征。类风湿关节炎继发膜性肾病的患者表现为"三高一低"症状，即大量蛋白尿、高度水肿、高脂血症和低蛋白血症。

系膜增生性肾小球肾炎

系膜增生性肾小球肾炎是一组以弥漫性肾小球系膜细胞增生及不同程度系膜基质增多为主要特征的肾小球疾病。类风湿关节炎并发系膜增生性肾小球肾炎的患者一般表现为无症状血尿，可能伴有少量蛋白尿，严重者可出现大量蛋白尿、高度水肿、高脂血症和低蛋白血症等肾病综合征的表现。

 肾淀粉样变性

淀粉样变性是一种不同病因所致的淀粉样蛋白纤维以不可溶的形式在细胞外沉积，导致多器官组织结构和功能损害的全身性疾病，发生于肾脏的淀粉样变性称为肾淀粉样变性。类风湿关节炎继发的肾淀粉样变性，以蛋白尿为主要症状，后期可出现肾病综合征、肾功能不全。除了肾脏症状之外，还可能出现肝脾肿大、肝区疼痛，重者肝功能减退，晚期可出现腹水。

药物性肾损害

一些治疗类风湿关节炎的药物具有肾毒性，长期或大量使用会导致药物性肾损害。

第一类是非甾体抗炎药，此类药物是可以阻断前列腺素合成，导致肾灌注减少，引起慢性间质性肾炎、肾乳头坏死，从而损伤肾功能。尤其是对老年人、有肾功能不全病史、合并充血性心力衰竭的患者，使用非甾体抗炎类药物很有可能引起肾功能恶化，或者引起间质性肾炎而导致急性肾衰竭的发生。

第二类是慢作用抗风湿药中的金制剂、青霉胺等，可导致膜性肾病。大约有 10% 使用金制剂的患者出现蛋白尿，但很少进展为肾病综合征。这些患者呈非肾病范围的蛋白尿，预后良好，停药后几乎所有患者的蛋白尿均可获得缓解，但是蛋白尿逐渐减少是一个缓慢的过程，平均需要 1 年才能完全消失。约 30% 使用青霉胺的患者出现蛋白尿，只有约 10% 的患者进展为肾病综合征，多数患者肾功能检查结果正常。药物继发性膜性肾病的病理特征与原发膜性肾病相同，为免疫复合物与补体沉积。

23 类风湿关节炎在眼部的表现

类风湿关节炎可累及结膜、角膜、巩膜和前葡萄膜，导致干眼症、巩膜炎、角膜溃疡等多种眼部病变。需要注意的是，多种疾病均可导致眼病疾病，并且在临床表现有很大相似性，容易混淆，但在治疗方面却有很大差异，所以出现眼部症状时要及时到医院就诊检查，接受正规治疗。

干眼症

干眼症是由于泪液分泌不足或消耗过多，导致泪液的含量、质量或流动性出现异常，引起泪膜不稳定和眼表损害，从而导致眼部不适症状及视功能障碍的一种疾病，主要症状为眼疲劳、眼干涩、异物感等。有 10%~35% 的类风湿关节炎患者会出现干眼症，是类风湿关节炎最常见的眼部症状。有的患者只有眼干涩的感觉，而有的患者会出现眼部灼烧感、异物感、泪液少、畏光等，其干燥症状的严重程度与类风湿关节炎的病情并不一致。

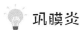 **巩膜炎**

类风湿关节炎会造成巩膜炎。巩膜炎是一种眼球外壁的炎性病变，分为表层巩膜炎和深层巩膜炎。其中，表层巩膜炎更为常见。该病发生于巩膜前部，以眼红、疼痛、怕光、流泪为主要表现，病程长短不一，具有自愈性，但容易复发。深层巩膜炎较少见，以眼红、视力下降、重度眼痛为特点，与类风湿关节炎不能得到有效控制、长期处于活动期有关。未经控制的深层巩膜炎可以逐渐进展到巩膜软化，甚至巩膜穿孔。

角膜溃疡

角膜溃疡是因细菌或病毒侵袭角膜，其分泌的毒素或组织释放酶而损害角膜，发生炎症、坏死，坏死的组织脱落形成溃疡。类风湿关节炎相关的角膜溃疡多为边缘性角膜溃疡，主要表现为视力下降、怕光、流泪、眼红、疼痛，当角膜上皮剥脱时会出现剧烈疼痛，严重者可导致角膜穿孔、视力丧失。

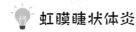

虹膜睫状体炎

虹膜睫状体炎是前葡萄膜炎的一种，在类风湿关节炎患者中发病率较高，临床表现为眼痛、怕光、流泪、视物模糊等。

24 类风湿关节炎对消化系统的损害

类风湿关节炎对消化系统的损害较常见的是肝脏损害和消化道溃疡。

肝脏损害

类风湿关节炎对肝脏的损伤分为可逆性和非可逆性，可逆性肝损伤包括类风湿关节炎活动期肝损伤、药物性肝损伤等。①类风湿关节炎活动期可出现转氨酶升高，其升高程度与贫血、血小板增多、血沉增快程度相对一致，炎症控制后，肝功能可恢复正常。②类风湿关节炎的常用药中可导致肝损伤的主要有解热镇痛类药物（如非甾体抗炎药、金制剂等）、细胞毒性药物（如甲氨蝶呤、环磷酰胺等）、部分中药及中药制剂（如雷公藤等）。非可逆性肝损伤包括自身免疫性肝病、肝脏淀粉样变性、非酒精性脂肪肝等，其中自身免疫性肝病中最常见的有原发性胆汁性肝硬化、自身免疫性肝炎原发性肝硬化性胆管炎，临床表现随疾病进展可由初期的皮肤瘙痒发展为结节性黄疣,从而出现黄疸,最后发展为肝功能衰竭。

 消化道溃疡

消化道溃疡主要发生于胃和十二指肠,是指胃肠道黏膜被胃酸或胃蛋白酶自身消化而引起的溃疡,其症状特点是周期性反复发作的上腹部疼痛,与进食有明显关系。胃溃疡一般发生在进食后,十二指肠溃疡一般发生在饥饿时。类风湿关节炎引起消化道溃疡主要与其治疗用药有关,如非甾体抗炎类药物。因患者需要长期口服此类药物控制病情,故有10%~25%的患者会并发消化道溃疡,严重者会出现消化道出血,甚至穿孔。

25 类风湿关节炎对血液系统的影响

类风湿关节炎对血液系统的影响以贫血最为常见,其次还有血小板增多、脾肿大等。

 贫血

贫血在类风湿关节炎患者中的发生率高达15%~65%,是关节外表现中最常见的症状。患者常在类风湿关节炎活动期出现贫血,大多数程度较轻,属于轻度贫血,血红蛋白在90~119g/L,患者往往没有自觉症状,多数是通过化验检查发现的。严重者的血红蛋白为60~89g/L,属于中度贫血，临床表现为乏力、头晕、恶心纳差、心慌气短、皮肤黏膜苍白等。典型的类风湿关节炎贫血属于慢性贫血，一般为轻中度，严重贫血者少见，所以一旦发生重度贫血，应考虑是否有其他原因。此外，类风湿关节炎患者长期服用抗风湿药，可能影响食欲，使饮食摄入减少，少数患者并发消化道溃疡和消化道出血致使失血增加，这些因素均可导致类风湿关节炎患者出现贫血。

脾肿大

类风湿关节炎有一个特殊的类型称为 Felty 综合征，除有典型的类风湿关节炎临床表现外，还伴有脾肿大和白细胞减少，是类风湿关节炎的一个较重的亚型。

高黏滞综合征

高黏滞综合征是由于血液黏稠度显著增加。类风湿造成的高黏滞综合征主要是由于血小板增多引起的，其程度与类风湿的活动性呈正相关，主要表现为视力障碍、头晕、耳聋、手足麻木，严重者可出现昏迷。

26 为什么类风湿关节炎患者比正常人更易患骨质疏松

类风湿关节炎患者之所以比正常人更容易患骨质疏松，是因为人体功能正常时，骨骼内负责分解消除衰老骨细胞的破骨细胞和负责促进新生骨细胞成长的成骨细胞处于平衡状态。类风湿关节炎导致滑膜炎症时，破骨细胞功能亢进，成骨细胞功能降低，造成衰老的骨细胞被过度消除，而新生的骨细胞却来不及生长，因此就出现了骨质疏松。同时，滑膜炎多数因受凉引起，会使局部血液循环减慢，影响营养物质供给骨骼，从而增加骨质疏松的发生率。

27 类风湿关节炎可以合并哪些疾病

类风湿关节炎可以合并多种疾病：①风湿免疫类的疾病（如系统性红斑狼疮、干燥综合征、强直性脊柱炎等）。②消化系统疾病（如慢性萎缩性胃炎、慢性肠炎、消化道溃疡等）。③代谢性疾病（如痛风等）。

（三）关于类风湿关节炎的常见疑问

28 类风湿关节炎会致残吗

会。类风湿关节炎如果不系统治疗，使疾病得到有效控制，其疾病自身的发展结果会造成关节畸形。因为类风湿关节炎导致的免疫反应会不断攻击机体自身细胞，其产生的很多免疫复合物，就像小石子一样堆积在小关节处，时间长了这些"小石子"会逐渐融合在一起，形成突起，侵犯关节软骨、韧带和肌腱，破坏关节软骨和关节囊，最终导致关节畸形。

29 类风湿关节炎会致命吗

类风湿关节炎关节本身会造成关节畸形而致残，但不会致命。可是如果出现关节外症状，尤其是重要器官的病变，则死亡风险大大增加。其会造成包括心肌炎、心包炎、肺间质纤维化、肝肾损害等在内的多系统严重并发症，并发症越多，对患者生命的威胁越大。

30 类风湿关节炎会遗传吗

有可能遗传，但不是必然的。人类的 HLA-DR4 基因与类风湿关节炎发病密切相关，43.8% 的类风湿患者携带该基因，而正常人的携带比例仅为 17.3%，说明患者具有该点的易感基因，因此可以肯定遗传因素在发病中起到了重要作用。

31 类风湿关节炎致残会影响生活质量吗

会。随着病情的进展，类风湿关节炎患者会发展到关节僵硬、变形，很多基本动作都会受限，如最基本的穿衣穿鞋、拿筷子、写字等都做不利落，有些人甚至完全失去了劳动能力，这不仅会严重影响患者生活，还会造成其心理上的巨大负担，觉得前途无望、自暴自弃，每天郁郁寡欢，使得生活质量进一步下降。

32 类风湿关节炎能治愈吗

不能。类风湿关节炎不能治愈，只能通过治疗使其稳定不复发。病情稳定后，关节及其他症状消失，经医生判断可以减量直至停药，生活如同正常人一样，可是也不能称之为治愈，因为如果不加注意，还会再复发。我们前面提到，类风湿关节炎的别名是"不死的癌症"，一旦得了类风湿关节炎，将伴随患者一生。但是通过积极治疗，病情能得到控制，很有可能做到在工作生活等各方面都与正常人无异。

33 类风湿关节炎影响怀孕吗

类风湿关节炎不会直接影响生育，其本身不会对胎儿造成影响，也不会加重患者病情，相反，约 70% 的女性类风湿关节炎患者怀孕后症状会好转。因为在妊娠期间，类风湿关节炎患者的雌激素和孕激素血液浓度增加，这些激素的抗炎作用能够缓解关节症状，大部分患者在妊娠初 3 个月病情能缓解，因此在妊娠时可以尝试停药，尤其要提前半年停用有可能影响胎儿发育的药物（如来氟米特、甲氨蝶呤等）。

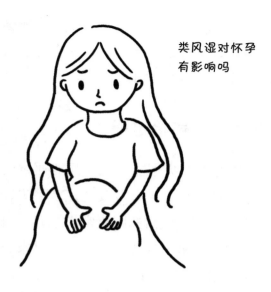

类风湿对怀孕
有影响吗

34 为什么类风湿关节炎一定要早期治疗

类风湿关节炎致残率高，病变开始发生在滑膜，之后累及关节软骨、韧带、肌腱及全身组织，引起关节肿痛，继而软骨被破坏、关节间隙变窄，晚期关节畸形、功能活动障碍，最终导致不同程度的残疾。此病一旦出现骨质侵蚀，就很难通过药物治疗逆转。为了阻止疾病进展到不可逆的关节畸形，造成残疾，必须早期诊断、早期治疗、联合用药和个体化治疗，以求在关节变形前就进行"冻结"处理，防止进一步伤害关节。

35 治疗类风湿关节炎有没有"特效药"

如果您问的是有没有能治疗类风湿关节炎的药物，那么答案是有的；如果您问的是有没有一种药能彻底有效地治愈类风湿关节炎，那么答案是目前还没有。目前，用来治疗类风湿关节炎的药物能做到的是改善病情、缓解疼痛和尽量减少关节破坏，但并不能彻底"治愈"类风湿关节炎。当您看到网上或某些人、某些机构宣称有可以治愈类风湿关节炎的"特效药"时，就要格外小心，因为这些不是骗子就是夸大其药物疗效以谋取利益，真正了解这个疾病和实事求是的人是不会说出这样的话的。也希望您不要因为治病心切就舍弃正规的治疗方案而去"以身试药"，一旦偏离了正确的治疗轨道，那出问题的不仅是关节，可能还会有不良药物引起的肝肾损害。

36 治疗类风湿关节炎的药物会对男性精子产生影响吗

慢作用抗风湿药基本都会对精子产生不利影响，如造成精子数量减少、活性降低、畸形率升高，致使男性生育力下降或不育。其中比较明显的是环磷酰胺和雷公藤多苷片，甲氨蝶呤、柳氮磺砒啶及来氟米特等相对影响较小。而大量的糖皮质激素也能通过抑制垂体促性腺激素分泌，进而抑制睾丸激素的产生，影响其生精的功能。不管是哪种药物对精子产生的不利影响，一般在停药后即可逐渐恢复，但也有极少数不可逆的情况。

37 女性患者治疗到什么阶段可以怀孕

当患者炎症控制、病情基本稳定时，可以考虑怀孕。即炎症指标（如血沉、C反应蛋白等）处于正常水平，关节疼痛肿胀并不明显时，可以考虑怀孕，而类风湿因子是否正常不影响怀孕。

38 类风湿关节炎患者可以哺乳吗

在不服用药物的情况下，类风湿关节炎妈妈可以给孩子哺乳，类风湿关节炎是自身免疫疾病而不是传染病，哺乳不会将类风湿关节炎传给孩子。但由于产后雌激素及孕激素大幅下降，类风湿关节炎妈妈产后通常会有病情反复或加重，需要立刻恢复治疗、规范用药，可以选择不能透过血乳屏障的药物，比如非甾体抗炎药、柳氮磺吡啶、氯喹和羟氯喹、糖皮质激素，这种情况可以进行哺乳。其中应用非甾体抗炎药时，最好使用半衰期短的药物，如对乙酰氨基酚片、布洛芬片等。具有细胞毒性的药物，如环孢素A、甲氨蝶呤、硫唑嘌呤、环磷酰胺、来氟米特、肿瘤坏死因子等均不安全，尽量避免在哺乳期间使用。如果一定要应用能通过血乳屏障的药物，那就得给宝宝断乳了。

就诊前必看

01 出现什么症状要去医院就诊

当出现关节肿胀疼痛、屈伸不利，并且呈对称性疼痛，特别是出现晨僵时，应怀疑是否为类风湿关节炎。该病在发病初期可伴有发热、体重减轻及疲乏感，尤其当患者为年龄在 40~60 岁的中年女性时，更应高度怀疑类风湿关节炎，不要以为是单纯受了风寒，在家中热敷、拔罐就能好，应马上到正规医院就诊，进行相关检查以明确诊断。

02 类风湿关节炎应该到什么科室就诊

类风湿关节炎属于自身免疫疾病，应到风湿免疫科就诊，一般的三级医院都有风湿免疫科。一般第一次就诊建议去设有风湿免疫科的三级医院，因为那里的检查手段比较齐全，有利于尽快明确诊断，以免误诊。

03 第一次就诊需要全面检查吗？为什么

有些患者觉得去医院就要抽很多管血，检查项目太多了，是否需要做这么多项检查？答案是肯定的。第一次就诊需要进行全面的抽血检查。其中，自身抗体检查可以帮助确诊，抗环瓜氨酸肽抗体（CCP）能帮助超早期发现类风湿关节炎，血沉、C反应蛋白（CRP）可判断疾病是否在发作期，血常规可判断有无慢性病理性贫血，尿常规可以了解肾脏的情况，肝肾功能检查可判断肝脏功能和肾脏功能的情况。此外，影像学检查可以了解关节变化情况，有助于明确诊断及判断疾病分期。所以第一次就诊的全面检查非常有必要，是帮助医生掌握病情的重要资料，不可省略。

04 就诊前能吃饭吗

第一次就诊前不要吃饭。因为第一次就诊医生为了了解病情会开具各项检查，其中包括需要空腹抽血的项目。复诊时则是根据病情需要定期抽血检查。如果进食了，那么可能就要再来一次医院才能做空腹的抽血检查，浪费时间精力。

05 定期复诊必要吗

有必要。定期复诊很重要，指标检测、用药调整都是建立在规律复诊基础上的。医生会根据患者复诊时的症状和最新的检查结果，确定是继续用目前的治疗方案还是调整用药。密切随访也很重要，有些患者觉得已经有了治疗方案，随访没什么必要，或者由于各种原因不愿意接受随访，这都是不对的。活动期患者应至少每月随访一次，稳定期患者至少每 3 个月随访一次，从而根据病情活动程度调整治疗方案，直至临床缓解或低度活动，并尽可能长期维持（6个月以上）。

06 检测指标正常是不是说明痊愈了

不是。目前类风湿关节炎还没有"痊愈"一说，只能通过积极治疗争取控制病情不发展或者维持在稳定期。监测指标正常也只能说明目前病情处于稳定期未复发，很多患者在症状改善后就自行停药了，这很容易导致病情反复或加重。因此，没有医生的允许不要随便停药或减量，以防病情加重或反复。

07 怎样做能最大限度地缩短看病时间

缩短看病时间一般有两个方法。第一个是前一次就诊时就把下次就诊需要做的检查单开好，在下次就诊前把这些化验做完，就诊时拿到结果给医生参考，可以减少就诊次数。第二个是按照预约的时间段到医院就诊，一般预约时间以半小时为一个区间，比如预约了10:00—10:30这个时间段就诊，尽量10:00左右到医院等候，不用太早，因为前一个时间段的病人还没看完，来早了也得等待；也不能太晚，超过10:30会影响下一个时间段的病人就诊，大多数医院超过预约的时间段会要求重新排队，所以在预约的时间段前来就诊等候时间最短。

08 初诊和复诊所用时间怎么相差这么多

初诊时医生需要通过详细询问病史、目前症状、查体体征和参考检查结果，对患者病情有完整的了解，然后通过综合分析制订出相应的治疗方案。复诊时因为医生已经对病情有了一定了解，所以只需要询问患者目前的症状和不适之处，再比对化验检查结果，对治疗方案进行微调即可，所以患者大可不必因为复诊看病时间减少而有所顾虑。

09 什么情况下可以固定医生看病

很多患者看病是根据自己的时间随机挂号看病，赶上哪个医生是哪个，有时会觉得每个医生建议用的药物不同，治疗效果也有好有坏。建议先固定一个医生，诊疗3~4次观察疗效，因为类风湿关节炎是一个慢性病，看病次数太少可能感受不到病情改善。如果看了几次病情确实未见明显好转，甚至有所加重，此时建议果断更换医生，在找到适合自己的医生后固定下来。要注意的是，针对类风湿关节炎，每个医生有不同的体会，在标准治疗方案中可能有些微调，适合自己的方案就是好的方案，不要强求治疗方案一定和其他患者一样。不是某某人吃了哪个药好，那个药就一定也适合您。

常规检查

（一）检查项目

01 类风湿关节炎都需要进行哪些基本检查

类风湿关节炎常规需要进行实验室检查及影像学检查。实验室检查就是抽血检查，是必要的检查项目，有关节症状的患者还需要进行影像学检查，包括 X 线、CT 及核磁共振检查。单纯的类风湿关节炎患者可能只需要进行抽血及影像学检查，如果病变涉及前面所提到的各个系统，可能就需要做更多检查，如超声心动、腹部 B 超、肺部影像等。

02 抽血检查包括哪些项目

抽血检查包括血常规、血沉、C 反应蛋白、肝肾功能、免疫球蛋白、蛋白电泳、补体、自身抗体（包括类风湿因子、抗环状瓜氨酸抗体、IgG、IgA、抗核周因子、抗角蛋白抗体、抗核抗体、抗 ENA 抗体、抗 MCV 抗体等）、遗传标记（包括 HLA-DR4 及 HLA-DR1 亚型）在内的众多项目，所以可能一次会抽好几管血，患者要提前做好思想准备，不要因此而产生疑问或紧张情绪。

🔆 和感染相关的检查

血常规、C反应蛋白、血沉都属于与感染相关的检查。

①血常规检查可以帮助检查患者是否有贫血及炎症，以白细胞计数（WBC）、红细胞计数（RBC）、血红蛋白（HGB）和血小板计数（PLT）最具有参考价值，正常值参考：WBC（4.0~10.0）$\times 10^9$/L，男性RBC（4.0~5.5）$\times 10^{12}$/L，女性RBC（3.5~5.0）$\times 10^{12}$/L，男性HGB 120~160g/L，女性HGB 110~150g/L，PLT（100~300）$\times 10^9$/L。

②C反应蛋白（CRP）可以反映身体炎症程度，数值越高说明炎症反应越重，正常参考值为0.068~8.2mg/L。

③血沉（ESR）可以反映疾病的发展和变化，升高表示可能处于急性炎症期、类风湿关节炎活动期、组织严重破坏、存在严重贫血等，正常参考值为男性0~15mm/h，女性0~20mm/h。

🔆 肝功能

肝功能检测能了解患者肝脏功能，反映肝脏损伤程度。肝功能以丙氨酸氨基转移酶（ALT）、门冬氨酸氨基转移酶（AST）最具有参考价值，正常参考值：ALT 0~40U/L，AST 0~40U/L。数值升高表示肝脏功能损伤，升高程度与损伤程度成正比。

💡 肾功能

肾功能的检测用于了解患者肾脏功能，反映肾脏损伤程度。肾功能以肌酐（Cr）、尿素氮（BUN）最具有参考价值，正常参考值：男性 Cr 54~133μmol/L，女性 Cr 44~97μmol/L，BUN 3.2~7.1mmol/L。数值升高表示肾脏损伤，升高程度与损伤程度成正比。

💡 血清免疫学检查

血清免疫学检查项目较多，与类风湿关节炎相关的主要有类风湿因子、抗环瓜氨酸肽抗体、抗突变型瓜氨酸化波形蛋白抗体、抗 ENA 抗体、抗核抗体、抗核周因子抗体、抗角蛋白抗体、免疫球蛋白等。

①类风湿因子是类风湿关节炎相关自身抗体之一，是临床检查和诊断类风湿关节炎的重要指标，正常参考值为 0~20IU/ml。

②抗环瓜氨酸肽抗体（抗 CCP）对类风湿关节炎具有较高的敏感性和特异性，是类风湿关节炎早期诊断的一个高度特异性指标，正常参考值为 0~5RU/ml。

③抗突变型瓜氨酸波形蛋白抗体（抗 MCV）是类风湿关节炎患者血清中的一种自身抗体，属于瓜氨酸相关自身抗体的一种，抗 MCV 抗体在类风湿关节炎诊断中具有较高的敏感性和特异性，能够为类风湿关节炎诊断提供较好的依据。

④抗核抗体谱中的抗 ENA 抗体包括抗 Sm 抗体、抗 SS–A/Ro 抗体、抗 SS–B/La 抗体、抗 Scl–70 抗体、抗 Jo–1 抗体、抗 U1–RNP 抗体、抗 r–RNP 抗体，可以辅助诊断自身免疫性疾病，其在分析发病机制、观察疗效及监测预后方面有重要意义。

⑤抗核周因子抗体（APF）、抗角蛋白抗体（AKA）可以在类风湿关节炎发病前出现，所以有早期诊断价值。

⑥免疫球蛋白主要分为免疫球蛋白 G（IgG）、免疫球蛋白 A（IgA）、免疫球蛋白 M（IgM）、免疫球蛋白 E（IgE），数值升高常见于各种感染，特别是慢性感染、自身免疫性疾病如类风湿关节炎、系统性红斑狼疮等。

💡 **电解质**

电解质是对血液中的钠、钙、磷、镁、氯、二氧化碳进行检测，主要用于判断有无电解质代谢紊乱及相关病因的诊断和鉴别诊断。对于疾病时间较长，尤其是伴有肝肾功能损伤的患者，有必要进行电解质检测。

03 类风湿因子的意义是什么

类风湿因子（RF）是类风湿关节炎相关自身抗体之一，是临床检查和诊断类风湿关节炎的重要指标，可分为 IgA–RF、IgG–RF、IgM–RF 和 IgE–RF。其中 IgA–RF 和 IgM–RF 易检测，IgG–RF 难检测，约有 50% 的 IgG–RF

被漏检，而出现 RF 阴性的类风湿关节炎。故目前临床以检测 IgM–RF 为主，其检出率在成年类风湿患者中可达到 75%，具有较高的灵敏度。IgM–RF 高滴度阳性患者一般有比较严重的关节外表现，病情较重，进展较快，不易缓解，预后较差。

04 类风湿因子阳性就一定是类风湿关节炎吗

类风湿因子检测对类风湿关节炎具有一定的特异性，特异性是指在类风湿因子阳性结果的患者中最终确诊类风湿关节炎患者所占的比例。一些非类风湿关节炎患者的类风湿因子检查也呈阳性，这可能与其患有其他类型自身免疫疾病或与免疫有关的慢性感染相关。如：①在系统性红斑狼疮患者中约有 50% 的人类风湿因子呈阳性。②在干燥综合征、硬皮病、慢性活动性肝炎、传染性单核细胞增多症、麻风、结核、血吸虫病等疾病过程中也可见到类风湿因子阳性。③正常人接种疫苗或输血后亦可出现短暂性类风湿因子阳性。故类风湿因子阳性不一定就是类风湿关节炎，需要结合临床症状及其他相关检查结果综合判断。但不可否认的是，类风湿因子检查因其一定的特异性和较高的灵敏度，是目前早期诊断类风湿关节炎的重要检查方法之一。

05 类风湿因子阴性是不是就可以排除类风湿关节炎了

正如上面说的，不能单纯依据类风湿因子阳性就诊断类风湿一样，即使类风湿因子阴性也并不能完全排除本病。类风湿因子的灵敏度在 75% 左右，也就是说每 4 个类风湿关节炎患者中就有 1 个类风湿因子是阴性的，是不能被检测出来的。而约有 15% 的类风湿关节炎患者的类风湿因子始终为阴性，一些早期不典型患者的类风湿因子也是阴性的。这是因为目前常用的检测类风湿因子的方法具有一定局限性，以检测 IgM 亚型为主。因此，诊断类风湿关节炎需要结合患者临床表现、影像学检查、抗 CCP 抗体、抗 MCV 抗体、AKA、APF 等类风湿特异性抗体检测以及关节超声等，才能最终做出诊断。

06 为什么要检测抗环瓜氨酸肽抗体和抗突变型瓜氨酸波形蛋白抗体

抗环瓜氨酸肽抗体（抗 CCP）的检测对类风湿关节炎的诊断有高度特异性，并可用于类风湿关节炎的早期诊断。抗环瓜氨酸肽抗体对类风湿关节炎诊断的敏感性为 50%~78%，特异性为 96%，早期患者阳性率可达 80% 以上。抗环瓜氨酸肽抗体还是鉴别侵袭性和非侵袭性类风湿关节炎的灵敏指标，阳性患者比阴性患者更易发展为严重的关节骨质破坏。

抗突变型瓜氨酸波形蛋白抗体（抗 MCV）检测可用于类风湿关节炎的发现和早期诊断。它的特异性不如抗环瓜氨酸肽抗体，但其敏感性在 80% 左右，超过抗环瓜氨酸肽抗体。

故联合检测类风湿因子、环瓜氨酸肽抗体和抗突变型瓜氨酸波形蛋白抗体，将明显提高诊断的敏感度。

07 为什么说血沉是类风湿关节炎发展的风向标

血沉（ESR）的全称是红细胞沉降率，是指红细胞在一定条件下沉降的速度。对类风湿关节炎患者而言，ESR 增快往往是关节及邻近组织炎症反应的结果，在一定程度上反映了疾病的严重性与活动性。因此，定期监测 ESR 变化可以帮助医生了解类风湿关节炎的发展情况及所处阶段。经过治疗、病情缓解后，ESR 往往可以下降，所以检查 ESR 也可以作为观察疗效的一种手段。

08 为什么要查 C 反应蛋白

C 反应蛋白（CRP）是指机体受到感染或组织损伤时，血浆中一些急剧上升的蛋白质。在类风湿关节炎的发展过程中，自身免疫性炎症发挥着重要作用，C 反应蛋白作为一种急性期反应蛋白，在病情活动期可明显升高，其升高程度与炎症程度及组织损伤程度呈正相关。

09 为什么要进行血常规检查

血常规是检测血液中细胞成分最基本的检测方法之一。血液有三大类不同功能的细胞，分别是红细胞、白细胞和血小板。类风湿关节炎的发展过程中，因为可能会出现关节局部炎症、轻中度贫血或高黏滞血症，对这三种细胞均有影响，所以检查血常规有助于判断疾病是否处于活动期，以及是否需要对贫血等并发症进行治疗。①红细胞计数、血红蛋白含量是判断有无贫血的指标。②血小板增多程度与类风湿关节炎活动性呈正相关，高滴度的类风湿因子可因血小板增多，造成血液黏稠度增高。③类风湿关节炎疾病本身可能会造成白细胞计数偏低，而服用治疗类风湿关节炎的非甾体抗炎药也有可能造成白细胞偏低。

10 为什么要进行肝功能检查

肝功能检查的目的在于明确肝脏有无疾病、肝脏损害程度，以及查明肝病原因、判断预后和鉴别发生黄疸的病因等。检查项目包括：①反映肝细胞损伤的丙氨酸氨基转移酶、门冬氨酸氨基转移酶、碱性磷酸酶、γ-谷氨酰转肽酶。②反映肝脏分泌和排泄功能的总胆红素、直接胆红素、间接胆红素、总胆汁酸。③反映肝脏合成贮备功能的白蛋白、前白蛋白等。类风湿关节炎患者检查肝功能是为了评估类风湿关节炎本身以及治疗药物对肝的毒性作用及肝代谢损伤情况，因此在疾病发展过程中、用药前后均要进行肝功能检查，对肝脏功能进行评估。

⑪ 为什么要进行肾功能检查

进行肾功能检查是为了明确肾脏功能是否存在损伤及其损伤程度，包括肌酐、尿素氮、尿酸等，肌酐、尿素氮升高表明肾功能出现损害。类风湿关节炎患者进行肾功能检查，是为了评估患者肾功能情况，以明确疾病本身或治疗药物给肾脏带来的影响，因此在疾病发展过程中、用药前后均要进行肾功能检查，评估药物对肾脏功能有无损害，必要时停药或换药。

⑫ 电解质检测有什么意义

电解质包括血钠、血钾、血氯、血钙、血磷、血镁检测，其中血钙的检测对类风湿关节炎患者来说最重要。长期服用非甾体抗炎药或免疫抑制剂均会对胃肠道吸收钙质造成影响，定期监测电解质有助于了解是否缺乏血钙，一旦出现血钙降低则应该及时补钙，避免出现因缺钙造成的骨质疏松。

⓭ 关节 X 线检查的意义是什么

关节 X 线检查是类风湿关节炎诊断及了解疾病发展的重要手段之一，通过检查可发现关节软组织肿胀程度、关节面骨质破坏程度等，价格便宜，检查方便，是目前应用较多的影像学检查。

⓮ 如何根据关节 X 线检查进行疾病分期

根据类风湿关节炎 X 线检查结果，可做如下分期。一期：关节周围软组织肿胀影，关节端骨质疏松；二期：关节间隙变窄；三期：关节面出现虫蚀样改变；四期：关节半脱位和关节破坏后的纤维性和骨性强直。

⓯ 关节 CT 检查对类风湿关节炎的意义是什么

关节 CT 检查可以清楚地显示 X 线显示不清的相互重叠的骨结构，并可清楚显示关节狭窄、积液和脱位情况，以判断关节受累程度。类风湿关节炎各个阶段的 CT 表现基本同 X 线。增强 CT 检查可以清楚了解是否存在血管翳，并帮助区分其类型。血管翳的存在反映类风湿关节炎正处于活动期，可导致关节骨质的破坏。不同类型血管翳的区分对类风湿关节炎治疗方案的制订有很大帮助，并且可作为随访观察的基础。

16 关节核磁检查对类风湿关节炎的意义是什么

关节核磁检查在显示关节病变方面优于 X 线，近年已越来越多地应用到类风湿关节炎的诊断中。手关节及腕关节的核磁检查可提示早期滑膜炎病变，可出现滑膜增厚、骨髓水肿和轻度关节面侵蚀，有益于类风湿关节炎的早期诊断。另外，核磁也可清晰地显示类风湿关节炎患者关节滑膜增生及血管翳的形成、关节软骨破坏、骨质受侵蚀情况、关节囊积液、半月板及韧带的损伤、窝囊肿的形成以及皮下结节等发生的改变。

17 CT 检查和核磁检查在关节检查中的不同作用有哪些

核磁对类风湿关节炎的早期发现和诊断具有重要意义，是影像学检查中能最早发现和诊断类风湿关节炎的检查，但价格较贵；CT 检查的表现与 X 线基本相同，其优于 X 线的地方在于判断类风湿关节炎是否处于活动期，以及通过区分不同血管翳类型指导治疗方案，价格较核磁便宜。

18 关节和脏器超声检查的意义是什么

 关节超声

关节超声可以检查滑膜炎、关节积液以及关节破坏，并有鉴别意义，其结果与关节核磁具有较高的一致性。能直观地检测到关节内的血流分布情况，对反映滑膜增生具有很高的敏感性。关节超声的另一个重要作用是可以动态判断关节积液的多少，以指导关节腔穿刺及相关治疗。

 脏器超声

脏器超声的检查目的是检查心脏、肝脏、肾脏等是否存在类风湿关节炎引起的脏器病变，以明确疾病的进展、预后等情况。

19 关节镜在类风湿关节炎诊断中的作用是什么

关节镜及镜下关节滑膜活检是对常规检查诊断不清的类风湿关节炎的一种重要辅助检查手段，同时对单关节难治性类风湿有辅助治疗作用。

㉔ 用关节穿刺术抽取关节腔积液的意义是什么

关节穿刺术是对于有关节腔积液的患者进行的一种穿刺抽积液手术，抽出的关节液可以进行以下检查：关节液培养、类风湿因子检测、环瓜氨酸肽抗体检测、抗核抗体等在内的多项检查以辅助诊断，并可以做偏振光检测以与痛风的尿酸盐结晶相鉴别。

㉑ 尿常规检查是例行检查吗

类风湿关节炎患者检查尿常规的主要目的是检测尿蛋白。如果初诊且病程较短的患者尿蛋白呈阳性，考虑以前可能就有肾脏相关疾病，需要复查及进一步详查肾脏病的相关检查，以明确诊断；如果病程较长的患者尿蛋白呈阳性，或者复诊的患者以前查尿蛋白均为阴性、突然出现尿蛋白阳性，则考虑类风湿关节炎本身或用药所致肾损伤，如果仍在用非甾体抗炎药或金制剂、青霉胺等对肾脏有明确损害的药物，则需要考虑换药，以改善肾损伤情况。

㉒ 类风湿关节炎影响到呼吸系统需要做什么检查

类风湿影响到呼吸系统可能造成肺炎、胸膜炎、肺纤维化、肺泡炎和肺血管病变，这些都可以通过胸部 X 线和 CT 来发现和确诊。胸部 X 线的优点是操作简单、价格便宜、辐射小、短期内可重复检查，但是对于早期病灶的发现不如胸部 CT，也不如 CT 断层扫描直观；胸部 CT 的优点是对于早期病灶的发现和诊断优于 X 线，但是价格较贵、辐射较大、不利于短期内复查。而肺泡炎、肺纤维化等会影响到肺的换气功能，肺功能检查可以帮助了解患者目前肺的通气和换气功能，有助于指导治疗方案。有胸腔积液时需要做胸腔穿刺，抽积液做常规、生化检查，可以判断积液性质及所含细胞。

23 类风湿关节炎影响到心血管系统需要做什么检查

类风湿关节炎累及心血管系统可能造成心肌炎、心内膜炎、心包炎、冠状动脉炎等，可以做以下检查：①心电图异常的阳性率高，且操作简便，容易复查，价格便宜，为诊断的重要依据。②超声心动图可以判断是否有心脏扩大、射血分数降低、心包积液等。③胸部 X 线用于判断心脏外形及大小、是否存在胸腔积液。④心肌酶谱、心肌损伤标志物、白细胞、CRP 等血液检查在发生心肌炎、心内膜炎、心包炎等炎症时会有不同程度的升高，也有助于判断病情轻重。

24 类风湿关节炎影响到血液系统需要做什么检查

类风湿关节炎影响到血液系统可能会出现贫血、脾大、高黏滞综合征等表现，可以进行以下检查：①血常规、贫血检测，可以确诊是否存在贫血及贫血类型。②腹部 B 超，可以确定脾的大小。③血流变检查，可以明确是否存在高黏滞综合征。

25 类风湿关节炎影响到消化系统需要做什么检查

类风湿关节炎影响到消化系统可能会造成消化不良、消化道溃疡、肝功能损害等，可以进行以下检查：①腹部 X 线、腹部 CT、腹部 B 超，可以检查胃肠积气。②电子胃镜，可以确认是否有消化道溃疡。③肝功能检查、腹部 B 超、肝胆增强 CT 或核磁来判断肝损伤情况，并给予相应治疗。

26 类风湿关节炎影响到肾脏需要做什么检查

类风湿关节炎影响到肾脏可能会发生坏死性肾小球肾炎、间质性肾炎、肾脏淀粉样变性及药物性肾损害，可以进行以下检查：①怀疑坏死性肾小球肾炎、间质性肾炎可以进行血尿常规、C 反应蛋白、血沉、电解质及肾功能检查，以了解肾脏功能是否存在损伤。②行腹部 B 超、腹部 CT 可以了解肾脏是否存在结构性病变。③肾脏穿刺活检及肾脏病理学检查，其中肾脏穿刺活检是确诊类风湿关节炎导致的坏死性肾小球肾炎及间质性肾炎的金标准，肾脏病理学检查是肾脏淀粉样变性确诊的最可靠方法。④怀疑药物性肾损害应进行血药浓度、血尿常规、肾功能及肾损伤检测等检查，并进行药物减量或换药。

（二）检查结果的意义及提示

27 判断类风湿关节炎是否处于活动期的主要证据有哪些

符合以下 8 项中的 4 项即可判断类风湿关节炎处于活动期：①关节疼痛 ≥ 4 个。②晨僵 > 60 分钟。③血沉（ESR）≥ 30mm/h。④ C 反应蛋白增高。⑤血小板（PLT）增高。⑥贫血。⑦类风湿因子（RF）阳性，滴度 > 1 : 32。⑧有关节外表现（发热、贫血、血管炎等）。

28 怎样判断类风湿关节炎的轻重程度

类风湿关节炎的病情分为三期：早期有滑膜炎，无软骨破坏；中期有炎症、关节破坏、关节外表现；晚期有关节结构破坏，无进行性滑膜炎。早期一般通过治疗能够达到临床缓解或使症状减轻、病情控制；中期通过治疗能控制炎症，防止关节进一步破坏；晚期关节破坏已形成，不能恢复。

29 哪些检查指标提示可能发生了关节外损害

类风湿关节炎患者的死亡原因主要是严重感染、心血管和肾脏疾病。内脏受累的类风湿关节炎患者，其病死率比无关节外表现的患者高出 1 倍左右。但是到目前为止，尚没有哪些化验指标能预示类风湿关节炎的死亡危险因子。以下几项检查指标的升高或阳性有助于提示可能出现了关节外损害，帮助医生作出判断：①高滴度的类风湿因子。②人白细胞抗原 DR_4 阳性。③抗角质蛋白抗体阳性。④嗜酸粒细胞增多，常常提示类风湿结节、肺纤维化、血管炎、浆膜炎的发生率增高。⑤血小板计数增多，也提示类风湿关节炎的严重程度和关节外表现密切相关。

（三）诊断与鉴别诊断

30 诊断类风湿关节炎的标准是什么

美国风湿病学会关于类风湿关节炎的诊断标准：以下 7 条符合 4 条就可以诊断类风湿。①晨僵至少 1 小时（≥6 周）。②3 个或 3 个以上的关节受累（≥6 周）。③手关节（腕关节、掌指关节或近端指间关节）受累（≥6 周）。④对称性关节炎（≥6周）。⑤有类风湿皮下结节。⑥X线片改变。⑦血清类风湿因子阳性（滴度＞1：32）。

31 没有关节症状是不是类风湿关节炎

关节症状是类风湿关节炎的重要症状之一，也是疾病初期最早可能出现的症状。但有极少部分患者没有任何关节症状，仅以发热、体重减轻或乏力为主要症状前来就诊，或者直接出现心、肝、肺、肾等重要器官病变，或是出现了干燥综合征等并发症，以口眼干燥等症状前来就诊。但通过一系列检查，可以确诊类风湿，并且进行抗类风湿治疗取得疗效。因此，没有关节症状的患者不一定就不是类风湿关节炎。

32 怎样判断关节功能的好坏

类风湿关节炎关节功能分为四级。Ⅰ级：功能状态完好，能完成平常任务无碍（能自由活动）。Ⅱ级：能从事正常活动，但有1个或多个关节活动受限或不适（中度受限）。Ⅲ级：只能胜任一般职业性任务或自理生活中的一部分（显著受限）。Ⅳ级：大部分或完全丧失活动能力，需要长期卧床或依赖轮椅，很少或不能生活自理（卧床或轮椅）。

㉝ 风湿性关节炎和类风湿关节炎是一个病吗

不是。风湿性关节炎和类风湿关节炎都会出现关节疼痛，虽然"风湿"和"类风湿"只是一字之差，但疾病的性质却相差甚远。第一，风湿性关节炎是感染性疾病，是由于感染了溶血性链球菌，多数在1~4周内有上呼吸道或感染病史，而类风湿关节炎则没有明显的感染病史。第二，风湿性关节炎以不对称性疼痛为主，主要病变关节在膝、肘、肩等大关节；而类风湿关节炎以对称性疼痛为主，首先累及指关节和跖趾关节等小关节。第三，风湿性关节炎是风湿热的关节表现，通常会伴有发热和肌肉游走性酸痛，多数会累及心脏；类风湿关节炎只有少数患者会出现心、肺、肾等脏器问题。第四，风湿性关节炎关节炎症呈游走性，不易出现关节畸形；类风湿关节炎刚开始时疼痛呈游走性，之后经常长时间固定于一处，容易出现关节畸形。

㉞ 手关节疼痛就一定是类风湿关节炎吗

一般而言，手关节疼痛的部位不同，提示的疾病也不同。如果是手腕关节、掌指关节、近心端指关节疼痛，高度怀疑类风湿关节炎；远心端的指关节，也就是最后一个指关节出现疼痛，则骨关节炎可能性大。同时还要看伴随的症状，如晨僵的时间等，不要手关节一疼就认为自己得了类风湿关节炎。

35 强直性脊柱炎和类风湿关节炎的脊柱疼痛区别在哪儿

①性别：强直性脊柱炎多见于青年男性，类风湿关节炎多见于中年女性。②部位：强直性脊柱炎以脊柱中轴关节（如骶髂关节）受累为主，为全脊柱自下而上地进展；而类风湿关节炎的脊柱受累基本只侵犯颈椎，骶髂关节不受累。③影像学表现：强直性脊柱炎患者 X 线片可见骶髂关节侵袭、破坏或融合；类风湿关节炎患者脊柱 X 线可见骶髂关节正常。④化验检查：强直性脊柱炎患者类风湿因子阴性，HLA-B27 抗原多为阳性；类风湿关节炎患者类风湿因子多为阳性，而 HLA-B27 抗原阴性。

36 银屑病关节炎和类风湿关节炎的临床表现有什么不同

银屑病关节炎是一种与银屑病相关的炎性关节病，有关节和周围软组织疼痛、肿胀、压痛、僵硬和运动障碍，并伴有特征性银屑疹或指甲病变，或存在银屑病家族史。常累及远端指间关节，早期多为非对称性分布，血清类风湿因子等抗体为阴性。银屑病关节炎有特殊的笔帽样 X 表现，而类风湿关节炎 X 线表现以关节侵蚀性改变为主。

37 如何辨别反应性关节炎和类风湿关节炎

反应性关节炎是一种继发于身体其他部位感染后出现的急性非化脓性关节炎，其起病急、发病前常有肠道或泌尿道感染史，以大关节尤其是下肢关节非对称性受累为主，一般无对称性手指近端指间关节、腕关节等小关节受累。患者可出现炎症部位非对称骨化的 X 线特征性改变，是具有诊断价值的放射学特征。

38 系统性红斑狼疮与类风湿关节炎如何区别

二者只依靠症状不易区分。系统性红斑狼疮造成的关节炎是其疾病过程中的一种表现，最常受累的关节是近端指间关节、腕关节、膝关节，关节受累多呈对称性、隐袭性，这与类风湿关节炎的关节受累部位及疼痛类型相似。可以做相关检查进行辨别。① X 线检查：狼疮性关节炎 X 线检查除有软组织肿胀、关节周围有弥漫性骨质疏松征象外，多无骨性破坏；类风湿关节炎的 X 线表现则多表现为侵袭性改变，有骨质破坏。②关节外症状：狼疮性关节炎患者常伴有发热、疲乏、口腔溃疡、皮疹、血细胞减少、蛋白尿或抗核抗体阳性等狼疮特异性、多系统表现；而类风湿关节炎患者只有少数到后期会出现关节外改变。

检查须知

01 化验检查是否要空腹

类风湿关节炎相关抗体、免疫球蛋白、补体、肝肾功能、电解质等检测都需要空腹，只有血常规、血沉等少数检查不需要空腹，所以化验检查当天空腹是最保险的。

02 多长时间没有进食属于空腹

空腹是指禁食水 8~12 小时，一般宜在检查前一天的 20 点以后不再进食水，且避免大运动量活动。

03 为什么这些化验检查都不能急查

能否急查，一般由化验方法决定，有些时候需要空腹、进食后两套检查，才能有校对值。免疫学检查因其检验方法所需时间较长，所以一般需要 2~3 天才能出结果。能够急查的化验项目一般都是不需要空腹并且化验所需时间较短的，而类风湿关节炎患者需要做的化验项目基本都需要空腹且化验操作时间较长，所以除血常规、肝肾功能、电解质外都不能急查。

04 治疗过程中多久复查一次

复查是为了监测化验指标，更好的监测病情、指导用药。抽血检查的间隔时间因病情而异，疾病处于急性期、发展期，症状明显时，抽血频次可以多一些，2 周甚至 1 周左右就需要检查 1 次；疾病处于稳定期，没有什么自觉症状时，可以 2~3 个月检查 1 次，不能因为病情好转或症状缓解就停止复查。

05 复查时是否需要停药

不需要。复查是要了解药物对于您的治疗是否起到了作用、有多大的作用、是否影响肝肾功能及电解质，复查指标是对治疗效果的评价，所以服药与复查之间是没有矛盾的，因此复查不需要停药。

06 怎样减少化验检查误差

每次检查都或多或少地存在一些误差，这与抽血时间（是早上还是中午）、抽血当天情绪（平静还是激动）、抽血时是否存在其他疾病（如近期是否感冒、有无感染等）、不同医院使用不同检测试剂及仪器有关。了解了以上因素，您就一定知道如何尽量减小这些误差了。①每次检查尽量在几乎相同的时间点。②检查时保持平静的心情。③避免在感冒或者有其他炎症时做检查。④尽量在同一家医院复查，这样得出的结果能够把误差降到最小。

07 剧烈活动后抽血对检查结果有影响吗

　　有影响。剧烈运动后全身肌肉酸痛，是因为肌肉产生乳酸和碳酸，从而导致肌酸激酶升高很多倍，肌肉产生碳酸过多，会导致血沉和 C 反应蛋白应激性升高，造成检查结果不准确。

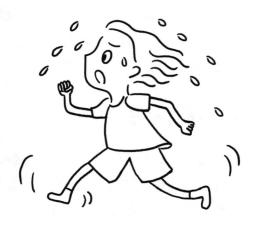

治疗与用药

（一）常用药物

根据美国风湿病学会发布的类风湿关节炎治疗指南所述，目前治疗类风湿关节炎的传统药物主要分为 4 大类，即非甾体抗炎药、慢作用抗风湿药、糖皮质激素和新型生物制剂。

01 了解非甾体抗炎药（NSAIDs）

非甾体抗炎药（NSAIDs）是一类具有解热、镇痛，多数还有抗炎、抗风湿作用的药物。由于其化学结构不含甾体，抗炎机制与糖皮质激素甾体抗炎药（SAIDs）不同，故又称为非甾体抗炎药。该类药物具有抗炎、抗风湿、止痛、退热和抗凝血等作用，在临床上广泛用于类风湿关节炎、多种发热和各种疼痛症状的缓解。非甾体抗炎药虽具有止痛和抗炎的特性，可减轻关节疼痛和肿胀，但不能改变疾病进程或阻止关节破坏，因此不能单独用于类风湿关节炎的治疗，需要与慢作用抗风湿药合用。其主要不良反应有消化道溃疡、肾损害、肝损害、电解质紊乱、出血倾向、再生障碍性贫血等。

非甾体抗炎药的种类有哪些

阿司匹林

具有解热、镇痛、抗炎、抗血小板聚集等作用，不良反应以胃肠道反应及出血倾向为主，常用剂量为每天3~6g，分3~4次，口服，不与甲氨蝶呤同用，同服会增强甲氨蝶呤毒性。

对乙酰氨基酚

有解热镇痛作用，能缓解头痛、关节痛、肌肉痛等，抗炎作用较弱，主要不良反应为胃肠道反应，常用剂量为每次0.3~0.6g，每天4次，口服。

吲哚美辛

有强效抗炎镇痛作用，缓解关节炎、组织损伤、偏头痛，不良反应发生率高，还可引起中枢神经系统损害，常用剂量为25~50mg，每天不超过150mg。

双氯芬酸

该药是中等强度抗炎镇痛药，用于关节疼痛，不良反应发生率低，常见不良反应为胃肠道反应，常用剂量为每天100~150mg，分2~3次，口服。

布洛芬

该药能缓解痛经、头痛、关节痛、肌肉痛等，不良反应发生率低，常见不良反应为胃肠道反应，常用剂量为每次0.4~0.6g，一日3~4次。

吡罗昔康、美洛昔康

吡罗昔康用于关节炎、软组织病变疼痛，胃肠系统不良反应常见，还可能诱发耳鸣、皮疹等，常用剂量为每次20mg，每日 1 次，总量一般不超过 40mg；美洛昔康用于类风湿关节炎、创伤性疼痛等，常见胃肠道反应、血液系统损害及肝损害等，常用剂量为每日 15mg，分 2 次服用。

萘丁美酮

用于类风湿关节炎、痛风性关节炎等，是一种前体药，解热作用显著，不良反应发生率低，常用剂量为每次1g，每天 1 次，口服。最大量为每天 2g，分 2 次，口服。

舒林酸

舒林酸是一种活性极小的前体药，用于骨关节炎、腰痛等，不良反应以胃肠道反应常见，对肾脏血流量和肾功能影响较小，常用剂量为每次 0.2g，每天 2 次。

塞来昔布、罗非昔布

塞来昔布用于骨关节炎、类风湿关节炎；罗非昔布用于骨关节炎疼痛，可缓解急性疼痛。不良反应涉及血液系统、心血管系统、中枢神经系统、消化系统等，起始时每次 12.5mg，每天 1 次；可增至每次 25mg，每天 1 次。

类风湿关节炎处于哪个时期适用非甾体抗炎药

对类风湿关节炎患者来说，明确存在关节炎时才使用非甾体抗炎药，也就是急性期和亚急性期时考虑使用非甾体抗炎药。当无炎症存在或炎症很轻时，应当考虑单纯使用慢作用抗风湿药。因非甾体抗炎药只能控制症状，不能防止疾病的发展及并发症的出现，故即使使用也应尽早联合使用慢作用抗风湿药进行治疗。

 非甾体抗炎药的服用注意事项有哪些

非甾体抗炎药的服用注意事项虽然不多，但若不严格遵守，会导致严重后果，所以格外需要注意。①不要同时联用两种及两种以上非甾体抗炎药，因为联用时对胃肠道及肾脏、造血系统的损害将远远超过其抗炎功效，会造成胃肠道出血、肾功能损害、凝血功能障碍等。②非甾体抗炎药不要与激素联用，原因同上。③为减少单次大剂量服药对胃肠道的刺激，建议尽量少量、多次服用。④为防止患者连续服用非甾体抗炎药造成严重的胃肠道不良反应，建议可以同时应用抑酸剂及黏膜保护剂，以减轻胃肠道反应。

非甾体抗炎药对身体有损害吗

非甾体抗炎药最常见的副作用就是胃肠道刺激，因其属于酸性药物，容易造成消化道溃疡，所以建议可以同时服用抑酸剂及黏膜保护剂来保护胃黏膜、减少溃疡发生率。其次还有肾脏和血液系统损害，其发生率较低，可以通过定期监测血尿常规、肾功能来了解其是否发生了相关损害，有助于快速有效的应对及处理。

02 了解慢作用抗风湿药（DMARDs）

慢作用抗风湿药（DMARDs）是一类可阻止类风湿关节炎患者滑膜病变进展的药物，所有的类风湿关节炎患者都应考虑接受慢作用抗风湿药进行治疗。该类药物可改善症状，延缓病情进展，防止关节骨结构被破坏，但其不良反应也很多，且不同药物的不良反应也千差万别。

 常用的慢作用抗风湿药有哪些

甲氨蝶呤

甲氨蝶呤具有免疫调节功能，用于类风湿关节炎、系统性红斑狼疮等自身免疫性疾病，不良反应包括肝损害、胃肠道反应、过敏反应、视力模糊、寒战发热、骨髓造血抑制、淋巴增生性障碍等，常用剂量为每次 12.5~25mg，每天 1 次，每天不超过 50mg。

来氟米特

可用于成人类风湿关节炎和狼疮性肾炎的治疗，不良反应包括电解质紊乱、头晕、全血细胞减少、重症感染、皮肤瘙痒等，初始服用负荷量为每天 50mg，服用 3 日后改为维持量每天 20mg，病情缓解后可改为每天 10mg。

柳氮磺砒啶

该药具有抗菌、抗风湿和免疫抑制作用，可用于类风湿关节炎和强直性脊柱炎的治疗，不良反应包括肛周不适、皮肤瘙痒、腹泻腹痛、头晕、呼吸困难、心悸、白细胞减少等，初始剂量为每天 2~3g，分 3~4 次口服，无明显不适可逐渐增至每天 4~6g，待症状缓解后逐渐减量至维持量每天 1.5~2g。

环磷酰胺

环磷酰胺作为免疫抑制剂用于各种自身免疫性疾病，如类风湿关节炎、系统性红斑狼疮等，不良反应包括骨髓抑制、胃肠道反应、膀胱刺激征、脱发、口腔炎、中毒性肝炎、皮肤色素沉着、月经紊乱、无精子或精子减少及肺纤维化等，常用剂量为每次 50~100mg，每天 2~3 次，1 个疗程总量为 10~15g。

硫唑嘌呤

该药广泛用于类风湿关节炎、系统性红斑狼疮、硬皮病等自身免疫性疾病，不良反应包括过敏反应、头晕、恶心、呕吐、腹泻、发热、寒战、皮疹、骨髓抑制、白细胞减少，有时会出现贫血或血小板减少、黄疸、肝大、腹水、肝硬化、胃肠道反应等，起始剂量为每天 1~3mg/kg，当治疗效果明显时，应考虑将用药量减至能保持疗效的最低剂量作为维持剂量，如果 3 个月内病情无改善，则应考虑停用本品。

羟氯喹

该药具有解热镇痛、抗炎、抗风湿的作用，应用于自身免疫性疾病，不良反应有视野缺损、角膜浑浊、皮疹、瘙痒、头发变白、脱发，以及恶心、呕吐等消化道症状，还有头痛、头晕、耳鸣、情绪不稳、惊厥等神经系统症状，起始剂量为每天 400mg，分次服用，当疗效不再进一步改善时，可减至维持量每天 200mg，最大剂量不超过每天 6.5mg/kg 或每天 400mg。

他克莫司

他克莫司属于强力新型免疫抑制剂，可治疗特应性皮炎、系统性红斑狼疮、类风湿关节炎等自身免疫性疾病，不良反应包括便秘、腹泻、恶心、呕吐等胃肠道反应，外周水肿、Q-T 间期延长、高血压等心血管问题，贫血、白细胞增多、血小板减少等血液系统问题，脱发、皮肤红斑、瘙痒、皮疹、肝肾功能异常等，常用剂量为每天 2~4mg，每天 2 次，空腹或餐后 2~3 小时服用，以达到最大吸收量。

雷公藤多苷片

雷公藤多苷片具有抗炎、抑制细胞免疫和体液免疫等作用，可用于风湿热瘀，毒邪阻滞所致的类风湿关节炎，因其不良反应较多，后面有详细列举。常用剂量为按每千克体重每日 1~1.5mg，分三次饭后服用（按 60kg 体重的成年人计算，一次 2~3 片，一日 3 次），或遵医嘱。

💡 为什么要早期应用慢作用抗风湿药

由于类风湿关节炎的骨质破坏多出现于起病后 2 年之内，因此发病前 2 年是阻止关节发生不可逆损害的关键时期。慢作用抗风湿药的毒副作用并不像过去认为的那么严重，甚至比某些非甾体抗炎药还轻，而且慢作用抗风湿药的不良反应几乎都是可逆的，而关节破坏则难以逆转，因此目前主张治疗类风湿关节炎应早期应用慢作用抗风湿药。

早期治疗是指在发病后 3 个月之内使用慢作用抗风湿药。早期接受慢作用抗风湿药治疗的类风湿关节炎患者的预后明显优于延迟 3~6 个月用药的患者。该药物起效时间多在 4~6 周，甚至 6 周以上，过早放弃治疗可能导致治疗延误，影响疗效。所以在确诊类风湿关节炎后，越早使用慢作用抗风湿药预后越好，而且一旦用药就要坚持，否则就达不到应有的疗效。

 如何选择慢作用抗风湿药

基于对药物安全性、方便性以及费用的考虑，许多医生会首选羟氯喹和柳氮磺吡啶，但对于病情明显处于活动期或提示预后不良的患者，推荐使用甲氨蝶呤或联合用药。对于使用甲氨蝶呤有相对禁忌，以及应用剂量已达最大值仍疗效不佳，或不能耐受的患者，推荐使用生物制剂或其他慢作用抗风湿药，可单独或联合使用。

 来氟米特的利与弊是什么

来氟米特是近年临床常用的一种免疫抑制剂，可改善类风湿关节炎病情，延缓关节病变进展。主要不良反应为胃肠不适及转氨酶升高，部分患者会出现血压高、体重减轻等。胆道梗阻性疾病、肝病、免疫缺陷、妊娠患者慎用。

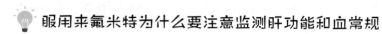 **服用来氟米特为什么要注意监测肝功能和血常规**

来氟米特是一个具有抗增殖活性的异唑类免疫调节剂，在用药过程中，可引起一过性的谷丙转氨酶升高及白细胞下降，服药初始阶段应定期监测肝功能和血常规，检查间隔视患者情况而定，一般每月一查。严重肝脏损害和确诊乙肝、丙肝的患者应慎用。

甲氨蝶呤的利与弊各是什么

甲氨蝶呤问世几十年，具有疗效好、费用低等优点，目前仍是治疗类风湿关节炎的常用药物。其主要不良反应为胃肠道反应、肝功异常及骨髓抑制等，与叶酸合用可减少其不良反应的发生。

甲氨蝶呤适合哪类患者

甲氨蝶呤用来治疗青少年类风湿关节炎疗效很好。严重的多关节幼年型类风湿关节炎常常会导致关节畸形甚至致残，而常规解热镇痛类药物对这类患儿往往作用不明显。甲氨蝶呤对青少年患者的疗效要比成人患者更显著，且患儿的耐受性普遍良好。

环磷酰胺会影响生育吗

环磷酰胺对生殖功能有明确影响，而且对胎儿有明确的致畸作用，所以对准备生育的患者来说应当禁用。已服用环磷酰胺的患者应停药半年以上才能考虑生育。

羟氯喹的利与弊各是什么

羟氯喹治疗效果肯定，耐受性好，是类风湿关节炎联合用药的最佳选择药物之一。主要不良反应为胃肠道反应、皮疹及头晕等，比较特殊的是可能出现视野缺损、角膜浑浊，但在常规治疗剂量下很少引起这些眼部损害。

为什么磺胺过敏者不能用柳氮磺砒啶

虽然二者药名不同，但柳氮磺砒啶属于磺胺类药物，所以磺胺过敏的患者一定不能应用柳氮磺砒啶。

"雷公藤"是中药吗？有什么作用

雷公藤是一种具有祛风解毒、除湿消肿、舒筋通络作用的中药，在临床中常配伍治疗风湿热痹型的类风湿关节炎。我们平时所说的"雷公藤"，是雷公藤片及雷公藤多苷片的简称，雷公藤片是雷公藤原药经研磨成粉后压制而成，雷公藤多苷片是雷公藤的提取物，二者有相同的简称，成分却不同，所以用药时要注意区分。

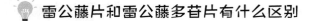 **雷公藤片和雷公藤多苷片有什么区别**

①药物成分不同：雷公藤片的主要成分是雷公藤原药经研磨成粉后压制而成，雷公藤多苷片是雷公藤提取物，主要成分是雷公藤多苷。②适应证有区别：雷公藤片用于治疗类风湿关节炎，雷公藤多苷片可用于治疗类风湿关节炎、肾病综合征、白塞病、自身免疫性肝炎等多种自身免疫性疾病。③不良反应有区别：雷公藤片实际为雷公藤原药，未去除杂质及毒性，故毒性较强，不良反应较多、较剧；雷公藤多苷片是雷公藤提取物，提取了其主要成分雷公藤多苷，不良反应主要见于消化、生殖、皮肤及肾脏等系统，其不良反应的发生率和严重程度都较雷公藤片轻。

雷公藤多苷片有什么不良反应

雷公藤多苷片可能会出现的不良反应主要有以下几方面。①消化系统：口干、恶心、呕吐、乏力、食欲不振、腹胀、腹泻、黄疸、转氨酶升高；严重者可出现急性中毒性肝损伤、胃出血。②血液系统：白细胞下降、血小板下降；严重者可出现粒细胞缺乏和全血细胞减少。③泌尿系统：少尿或多尿、水肿、肾功能异常等肾脏损害；严重者可出现急性肾衰竭。④心血管系统：心悸、胸闷、心律失常、血压不稳。⑤生殖、内分泌系统：女子月经紊乱、月经量少或闭经；男子精子数量减少、活力下降。⑥神经系统：头昏沉、嗜睡、失眠、神经炎、复视。⑦其他：皮疹、瘙痒、脱发、面部色素沉着。

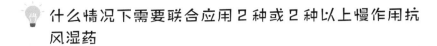

什么情况下需要联合应用2种或2种以上慢作用抗风湿药

联合用药指联合应用 2 种或 2 种以上的慢作用抗风湿药以尽快控制病情，至完全缓解后可减量或改为 1 种慢作用抗风湿药规范化使用。联合治疗适用于病情较重及骨质破坏出现早的类风湿关节炎患者，如为轻症，选用 1 种药物即可，不必联合使用。当简单使用 1 种慢作用抗风湿药不能满意地控制临床症状并阻止病情进展时，医生会选择 2 种慢作用抗风湿药联合应用。但对于如何开始联合治疗仍存在争议，一种意见是对病情持续活动而单剂治疗无效的患者采用连续的"上台阶"方案；另一种意见是疾病早期即开始联合治疗，在病情取得满意控制后开始减药的"下台阶"方案。根据每个患者的不同病情，医生会选择最合适的联合用药治疗方案。

03 了解糖皮质激素

糖皮质激素在类风湿关节炎的疾病进展中主要能起到以下作用：①糖皮质激素能通过抑制炎症细胞的聚集、抑制炎症介质释放及抑制肉芽组织形成，而达到抗炎止痛消肿的效果。②可通过多个环节减少炎症细胞对自身细胞的攻击，从而产生免疫抑制作用。③可以抑制纤维细胞的增殖和成熟，抑制胶原及黏多糖合成，从而达到阻止关节结构变化的效果。激素类药物虽然可以缓解类风湿关节炎导致的关节红肿、疼痛，但是并不能抑制类风湿关节炎的病情进展，在使用激素治疗的同时还要配合慢作用抗风湿药一起应用。

应用激素可能出现哪些不良反应

虽然激素类药物有较好的抗炎及免疫调节作用，但大量使用激素会引起水、电解质、蛋白质及脂肪代谢紊乱，长期大量应用激素的常见不良反应有以下几种。

①类肾上腺糖皮质功能亢进症：表现为满月脸、水牛背、向心型肥胖，以及多毛、痤疮样皮疹、四肢乏力、低血钾、尿糖等症状。一般在停药后，上述症状可逐渐恢复。

②感染：长期大量使用类固醇皮质激素可以降低机体抵御疾病的能力，增加细菌和真菌的感染机会，并能使原有结核病灶发生活动和扩散。

③诱发或加重消化性溃疡：糖皮质激素除妨碍组织修复、延缓组织愈合之外，还可以使胃酸及胃蛋白酶分泌增多，同时能减少黏液分泌，降低胃黏膜抵抗力，可诱发胃溃疡或加重病情，甚至引起急性胃出血或穿孔等严重并发症。

④骨质疏松：长期大量激素治疗可增加钙的排泄量，抑制维生素 D 的作用及减少肠道对钙的吸收，易发生骨

质疏松，严重者可自发性骨折。

⑤精神症状：长期使用激素的患者可出现兴奋、失眠、易激动，甚至出现轻度精神病症状。

⑥心血管系统并发症：长期应用可引起高血压和动脉粥样硬化。

⑦肌肉萎缩、伤口愈合迟缓等：与激素促进蛋白质分解、抑制其合成有关。

⑧影响生长发育：对孕妇偶可引起畸胎。

⑨停药反应：长期应用激素的患者，若减量过快或突然停药时，可出现肾上腺皮质功能不全。但多数患者无表现。肾上腺皮质功能恢复的时间与用药剂量、期限和个体差异有关。

⑩反跳现象：因患者对激素产生了依赖性或病情尚未完全控制，突然停药或减量过快可致原病复发或恶化。原来症状可很快出现或加重，这种现象称为反跳现象，处理措施为恢复激素用量，待症状控制后再缓慢减量。

应用激素的注意事项有什么

①在使用激素药物治疗期间应当进行补钙、监测血糖等应对措施，在病情得到缓解后需要逐渐减少激素药物的使用剂量直至停药，在治疗期间还要定期复查相关指标，以此来评价药效，及时发现问题并处理问题。②用药量越大，治疗时间越长，出现副作用的概率就越高、症状越重。症状好转后、准备停药时，一定要听从医生的指导，

逐渐减少用药剂量直至停药，症状一般会自行逐渐消退，数月或者较长时间后可恢复正常，切不可自行停药，否则可能出现停药反应或反跳现象。

 常用激素类药物有哪些

常用激素有泼尼松、甲泼尼龙和地塞米松。①泼尼松属于短效激素，具有抗炎及抗过敏作用，能抑制结缔组织的增生，不良反应在激素药物中相对较轻，长期用药可引起医源性库欣综合征面容和体态、体重增加、出血倾向、肱或股骨头缺血性坏死、骨质疏松或骨折、胃肠道刺激、消化性溃疡、糖尿病等。②甲泼尼龙属于中效糖皮质激素，抗炎作用较强，不良反应与泼尼松类似。③地塞米松是长效肾上腺皮质激素类药，抗炎作用较泼尼松更强，并具有免疫抑制作用，不良反应较以上两种激素大些。

 什么情况下应用激素

糖皮质激素并不是类风湿关节炎的首选药物，它适用于伴有血管炎等关节外表现的重症患者。此外，在非甾体抗炎药疗效欠佳时，或不能耐受非甾体抗炎药的重症患者可考虑短期、小剂量使用糖皮质激素，一旦病情改善，应逐渐减量至停药，不应长期应用。

 什么情况下可以行关节内激素注射治疗

对局部关节顽固性肿胀、反复关节腔积液者，可考虑向关节腔注射长效糖皮质激素。局部注射激素可以抑制炎症介质释放，同时抑制肉芽形成，减少渗出，减轻关节粘连，缓解症状。但因其具有一定时效性，应避免同一关节频繁多次注射。

 为什么有些患者对激素"谈虎色变"

由于糖皮质激素有许多"闻名遐迩"的副作用，比如肥胖、消化道溃疡、骨质疏松、股骨头坏死等，还有人认为用上激素就停不了得终身服药，让很多患者"闻激丧胆"，对激素抱有偏见。其实任何药物都存在"正面效果"和"负面作用"，只要应用得当，这些副作用就会出现得少一些，甚至不会出现。

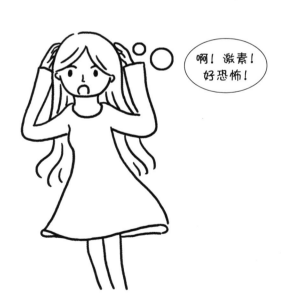

啊！激素！好恐怖！

吃激素会胖吗

　　许多人谈到激素就脸色大变，怕吃激素以后就变成一个大胖子。激素会导致肥胖是因为糖皮质激素能促进蛋白质、脂肪分解，使得血糖增高；并且使脂肪重新分布，将其聚集到腹部和肩胛，形成向心性肥胖，在临床上称为库欣综合征。表现为满月脸、水牛背，整个人看起来像肿起来一样的"虚胖"。广大爱美女性对这种可能出现的向心性肥胖有深深的恐惧。其实大可不必如此紧张，短期应用激素并不会引起肥胖，即使出现了肥胖，只要病情控制住，随着激素的逐渐减量，仍能恢复以前的曼妙身材。

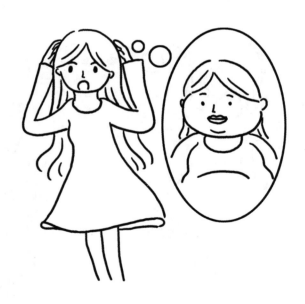

💡 糖皮质激素为什么会引起骨质疏松

骨胶原是骨骼合成的必需成分，激素能阻碍成骨细胞形成，使骨胶原合成减慢，同时造成破骨细胞亢奋，产生骨质疏松。

💡 服用激素为什么要注意补钾

糖皮质激素能促进钠钾交换，长期使用会造成钾丢失过多而引起低钾血症。由于治疗类风湿关节炎可能需要长期、小剂量维持性服用激素，因此，钾缺乏是一段慢性过程，很少会出现严重的低钾血症。如果没有在治疗过程中补钾，那么当患者出现乏力等症状时一定要及时注意检查血钾，如果确诊了低钾血症，可以口服氯化钾缓释片补充，一般每次 0.5g，每日 2~3 次。补钾的同时要注意监测血钾，防止补钾过量，造成高钾血症。

💡 关节疼痛消失了是不是就能马上停用激素了

对类风湿关节炎来说，关节疼痛消失并不代表疾病痊愈，也不代表疾病已进入稳定期，所以并不能马上停用激素。类风湿关节炎的停药标准：①关节疼痛肿胀消失。② C 反应蛋白 < 8.2mg/L。③血沉男性 < 15mm/h，女性 < 20mm/h。④病情稳定至少 3 个月。激素的停用需要一段时间的减量维持，一般来说，可以先减频率（从每日服用减至隔日服用），再减剂量（逐渐减量），最后维持一

段时间的最小有效剂量（一般 5mg 隔日服用），直至停药。

 自行停用激素的可怕后果有哪些

因为糖皮质激素长期使用会有依赖性，因此在需要停药时要逐渐减量而不能突然停药，原因有以下两点。①出现肾上腺皮质功能不全：如果吃激素药一段时间之后突然停药，人体的肾上腺由于在用药期间处于被抑制的状态，突然停药会导致肾上腺皮质功能不全，出现乏力、恶心、呕吐等症状，血压、血糖也可能出现异常，严重者还会出现低钠血症、休克，危及患者的生命。这种肾上腺皮质功能不全需半年甚至 1~2 年才能彻底恢复。②加重原有病情：激素类药物在服用期间不经循序渐进地减量而突然停药，有可能导致病情控制受影响，容易引起病情反复或加重。一旦病情加重，则需要再次增加激素用量、延长激素使用时间，既增加患者痛苦，又不利于疾病康复。

 什么情况可以考虑让激素"减量慢停"

减量至停药的指征包括以下几项中的一项即可：①病情已得到控制。②对激素治疗无反应。③出现严重的毒副作用。④出现感染而无法控制。减量停药的方法与速度应根据患者使用激素时间长短、种类、剂量大小、减量中的反应，以及医生是否拥有减停激素的特殊替代措施等具体情况而定。

怎样科学进行激素减量

激素减量应遵循医嘱：①对于短疗程应用激素者，当关节炎症状和体温基本消退后，即可停药。②对中疗程即使用激素2~3周以上者，下丘脑－垂体－肾上腺轴已受到抑制，恢复较慢，可用递减法撤停激素。③对于长期大量应用激素者，撤停已相当困难，不可操之过急，若无有效的替代激素措施，可能需要数月，甚至1~2年，才能完成撤停激素。

停服激素后可能出现的情况有哪些

停服激素后，会出现以下情况：①服用激素期间引起的库欣综合征逐渐消失，患者体重下降，满月脸、水牛背及水肿逐渐消退。②即使遵从医嘱缓慢减量至停药，也有一小部分患者可能出现停药反应，这是因为每个患者自身情况、用药时间、对激素依赖程度不同，可能出现包括停药反跳、肾上腺皮质功能不全等表现，如发热、脱水、恶心、呕吐等，但很少会出现肾上腺危象等危急表现，如嗜睡、谵妄，甚至休克、昏迷等。

糖皮质激素对月经有影响吗

糖皮质激素对月经是有影响的。有些女性患者应用激素后出现了月经的不正常，这是因为肾上腺皮质激素对下丘脑－垂体－卵巢轴有影响，可使部分患者卵巢的激素分泌改变，从而出现月经失调，可以表现为月经周期延长或缩短，月经量过多或过少，月经淋漓不尽或停经。

应用糖皮质激素导致月经失常怎么办

服用糖皮质激素的女士若发现月经不正常，不必紧张，因为此时的月经不正常只是受到内分泌影响，并不损伤生殖系统，是暂时的、可逆的，不是永久性的，随着激素的逐步减停是可以恢复正常的。必要时可以服用中药以减少激素的副作用。

服用糖皮质激素时为什么白细胞会高？需要服用抗生素吗

不需要。糖皮质激素会刺激骨髓造血功能，使得包括红细胞、白细胞、血小板在内的全系数量增多，但却抑制其功能的发挥。也就是说，这不是感染引起的白细胞升高，所以在正常情况下是不需要服用抗生素的。

应用糖皮质激素需要同时应用抗凝剂吗

需要。激素会刺激骨髓造血，引起血小板增多，增加血栓风险，因此在应用糖皮质激素的同时需应用抗凝药，如阿司匹林、氯吡格雷、低分子肝素等，以降低血栓发生的风险。此外，长期大量服用激素还可能会造成股骨头坏死。激素性股骨头坏死是骨细胞坏死和骨细胞凋亡共同作用的结果，可以联用抗凝药与降脂药，降脂药如辛伐他汀、匹伐他汀等，预防激素性股骨头坏死的效果优于单用降脂药。

04 了解新型生物制剂

治疗类风湿关节炎的新型生物制剂一般需要与慢作用抗风湿药共同应用，能减轻炎症，增强疗效。

 常用的新型生物制剂有哪些

肿瘤坏死因子拮抗剂

肿瘤坏死因子拮抗剂包括依那西普单抗、英夫利昔单抗、阿达木单抗、戈利木单抗、培塞利珠单抗，此类药物可以快速缓解疼痛、减轻炎症，同时延缓病情的发展。不良反应中最严重的为严重感染（包括活动性结核感染、化脓性关节炎、急性脓肿、骨髓炎、血管炎、脓毒血症、全身真菌感染等）及恶性肿瘤，其他不良反应包括神经系统疾病（如脱髓鞘样综合征、视神经炎、横断性脊髓炎、多发性硬化、帕金森病）、充血性心力衰竭、心包积液、白细胞减少、全血细胞减少、肝功能异常、自身免疫样综合征等。

白介素 -6 受体拮抗剂

白介素 -6 受体拮抗剂即托珠单抗，其可以抑制炎症和免疫反应，适用于对慢作用抗风湿药治疗应答不足的中、重度活动性类风湿关节炎的成年患者，与慢作用抗风湿药合用可以改善症状，延缓病情。不良反应包括严重感染（包括致死性感染）如肺炎、蜂窝织炎、胃肠炎、憩室炎、脓毒症等，以及高血压、皮疹、恶性肿瘤、中性粒细胞减少和血小板减少等。

T 细胞共刺激调节剂

T 细胞共刺激调节剂即阿巴西普，适用于对慢作用抗风湿药治疗应答不足的中、重度活动性类风湿关节炎成年患者，与慢作用抗风湿药共用可延缓疾病带来的关节结构性损伤，改善患者躯体功能，减轻患者症状及体征。最严重的不良反应为严重感染和恶性肿瘤，最常见的不良反应为头痛、上呼吸道感染、鼻咽炎和恶心。

B 细胞耗竭剂

B 细胞耗竭剂即利妥昔单抗，是一种强效的靶向治疗药物，不良反应有感染、血压不稳、心律失常、胃肠道反应、贫血、出血倾向、头痛、皮疹、肌肉骨骼疼痛、骨髓抑制等。

 什么情况下选用新型生物制剂

新型生物制剂因其可能出现的各种副作用包括一些较严重的副作用，所以不作为类风湿关节炎的首选用药。当类风湿关节炎出现全身多关节肿痛，传统药物治疗效果不佳甚至出现副作用的情况下，考虑应用生物制剂。适用于对慢作用抗风湿药治疗应答不足的中、重度活动性类风湿关节炎的成年患者，与慢作用抗风湿药合用可以改善症状，延缓病情。

 新型生物制剂可以单独应用吗

可以。生物制剂是用于治疗类风湿关节炎的一种新型药物，可以遵医嘱与传统药物联合使用，也可以单独使用。它可以缓解类风湿关节炎关节肿胀疼痛的症状，还能减缓关节侵蚀，降低病情活动度。

05 哪种药物是类风湿关节炎的首选药物

类风湿关节炎的治疗通常是选择联合用药方案，即非甾体抗炎药和慢作用抗风湿药联合应用。非甾体抗炎药的主要作用在于减轻患者的关节肿痛及全身症状。医生会根据患者不同的病情程度、有无伴随疾病，以及肝肾功能情况等选择最合适的一种药物，而不是所有人都使用同一种药物。慢作用抗风湿药是一类可阻止类风湿关节炎滑膜病变进展的药物，应用得当可使病情完全缓解，但也需要根据不同的病情、伴随症状来选择用药。因此，没有哪个药物是治疗类风湿的首选用药，而是应该因人而异地选择用药。

（二）治疗用药原则与并发症的治疗

06 除了激素，治疗类风湿关节炎的其他药物也会引起骨质疏松吗

除了激素，长期应用治疗类风湿关节炎的其他药物（如非甾体抗炎药、慢作用抗风湿药等）也会导致骨质疏松。因为非甾体抗炎药和慢作用抗风湿药均会对胃肠道产生不良反应，影响患者对营养物质的吸收，造成钙、维生素 D 等生成骨骼必需物质的缺乏，引起骨质疏松。

07 如何科学补钙

对于类风湿关节炎患者而言，尤其是长期服药的"老病号"，补钙是非常必要的。补钙不是单纯口服钙制剂，因为单纯补钙不易吸收，就像天上掉下成千上万的馅饼，你只有一张嘴，也就只能接住一个馅饼，其他的馅饼就都浪费了。要想更好地补钙，需做到以下几点：①调理好肠胃功能，才能更好地消化吸收摄入的各种营养。②补充维生素 D，因为钙质的吸收需要维生素 D 的参与，除了吃维生素 D 片，还可以通过多晒太阳来补充，因为我们人体皮肤中含有一种胆固醇，经过阳光照射后可以转变成维

生素 D₃，促进钙质吸收。③补充胶原蛋白，因为胶原蛋白是捕获钙的网，会牢牢地将钙锁住，没有这张网，即便是补充了大量的钙，也会白白地流失掉。④避免食用含草酸的食物，如菠菜、青椒、芹菜等，补钙的同时食用含草酸的食物容易形成草酸钙，影响机体对钙的吸收。⑤补钙不是越多越好，要定期监测骨密度及血钙，避免造成高钙血症或钙质沉积造成结石。只有做到科学补钙，才能够有效预防骨质疏松。

08 双磷酸盐类药物对骨质疏松的作用是什么

双磷酸盐类药物能通过抑制骨吸收和改善骨骼微结构来提高骨密度，增强骨质结构，达到治疗骨质疏松的目的。如果患者血钙偏低，应同时补钙，以防引起低钙血症而致肌肉痉挛、抽搐等不良反应的发生。其常见不良反应是胃肠道反应，少见肝肾功能损害，孕妇及计划怀孕的女性禁用。

09 降钙素对骨质疏松的作用是什么

降钙素是一种肽类激素，其对骨质疏松的治疗作用分为快慢两种方式。快速作用是通过抑制破骨细胞活性，缓慢作用是通过减少破骨细胞的数量，两种方式共同作用，具有止痛、增加活动功能和改善钙平衡的功能，适用于双磷酸盐有禁忌证或不能耐受的患者。

🔟 常用抑酸药物及服用注意事项是什么

对于合并消化道溃疡的患者，在应用激素时配合相应药物一起服用，比如抑酸药、保护胃黏膜药等，可以减少其出现的概率。

⓫ 贫血如何治疗

类风湿关节炎患者并发的贫血常常是慢性轻中度正细胞性正色素性贫血，其治疗重点在于控制造成贫血的基础病——类风湿关节炎，基础病缓解后贫血也会改善。由于患者贫血类型通常不是小细胞低色素性贫血和大细胞性贫血，所以铁剂及叶酸、维生素 B_{12} 的疗效都不佳。所以除非有证据表明患者同时存在缺铁性贫血，一般情况下不主张补充铁剂，因为大剂量铁剂还会导致关节炎症加重。而且由于类风湿关节炎患者的贫血是一个慢性过程，通常程度为轻度或中度，且不会进行性加重，所以也极少需要输血治疗。

⓬ 孕期该如何服药

在准备怀孕期间，需要先停用对胎儿有影响的药物，再逐渐替代为其他药物。具有细胞毒性的药物，如环磷酰胺、甲氨蝶呤、硫唑嘌呤等在妊娠早期使用可致畸胎，因此这些药物均不宜在孕期应用。一般认为，备孕前 6 个月应停用甲氨蝶呤、硫唑嘌呤等具有生殖细胞毒性的药物，而非甾体抗炎药、柳氮磺吡啶、氯喹、雷公藤等药物应在备孕前 3 个月停服。这些药物的停用和替换需要在医生指导下完成，期间病情可能反复，需要患者理解并配合医生完成治疗方案的修改。妊娠期间药物首选小剂量泼尼松。小剂量泼尼松既不影响胎儿的生长发育，又能稳定类风湿关节炎的病情，可适当使用。

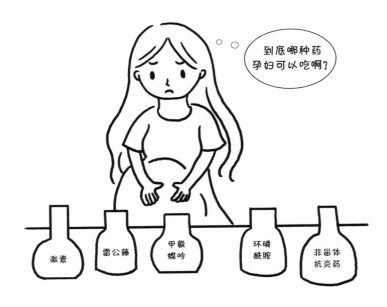

⑬ 外科治疗有哪些途径

对于无法忍受剧烈疼痛、关节活动范围严重受限以及因关节结构破坏导致的功能受限的患者，可以考虑行手术治疗。但是手术并不是首选治疗方案，也不能通过手术治愈类风湿。类风湿关节炎的外科治疗包括腕管松解术、滑膜切除术、趾（指）切除术、关节成形术和关节融合术。术前功能评估是术后功能恢复程度的重要决定因素。

（三）中医及其他疗法对类风湿关节炎的治疗

14 中医如何认识类风湿关节炎

　　类风湿关节炎属于中医"痹证"范畴，根据寒热不同，可分为寒痹、热痹；根据感受风、寒、湿三气轻重的不同，可分为"行痹""痛痹""着痹"；日久关节变形，可形成"尪痹"；随着病情演变，深入脏腑，会出现"骨痹""肌痹""心痹"等。《黄帝内经》有云："正气存内，邪不可干。"意思是人体正气旺盛则外邪不容易入侵，故导致类风湿关节炎的基本病机为正虚与邪实。正虚，分为阴虚、阳虚、气虚、血虚、津液亏虚，外邪包括风、寒、暑、湿、燥、火等，造成类风湿关节炎的外邪主要为风、寒、湿，病性为虚实夹杂。随着病程的进展，出现血瘀、痰浊等病理产物，这也是关节变形的重要原因。

15 虫类药物的利与弊是什么

对于应用虫类药物，目前医学界有两个观点：一个观点是鼓励用虫类药，因为虫类药除了可以散风除湿，还具有祛瘀通络的作用。因多数虫类能钻善行，故其性走窜，能行走于筋脉血络之间，多用它作为引经药将药效引至腠理之下、筋膜之间，并且因其具有很强的化瘀通络作用，尤其适用于病程较长、普通治疗效果不好、已形成瘀血阻络的患者。另一种观点是不主张应用，原因如下：①虫类药多有动血耗气之嫌，过用势必会耗伤正气，而类风湿关节炎是一个长期慢性病，本来就对气血是一个慢性消耗过程，应用虫类药会加剧气血的损耗。②虫类药多有毒，不宜长期应用。③虫类药含异体蛋白，容易在应用过程中造成过敏，而过敏反应又会加重关节炎症，反而对疾病不利。所以在应用虫类药物前，应仔细询问患者是否存在异体蛋白过敏史，如果存在则应慎用或禁用。

但人是一个整体，中医是根据患者的整体情况进行辨证论治的，不能单独提出一个药物来考虑其治疗作用和效果，只有通过辨证组方，才能发挥药物的治疗作用，抑制其不良作用。

16 针灸对类风湿关节炎有效吗

针灸治疗是中医外治法的重要组成部分，其能通过局部作用明显缓解关节症状，是改善症状、缓解疼痛的重要辅助手段之一。

❶❼ 推拿对类风湿关节炎有效吗

推拿和针灸一样，也是一种以缓解症状为目的的辅助治疗手段。其治则为补肝肾，强筋骨，通气血，利关节。由于类风湿关节炎患者可能伴有骨质疏松，因此推拿手法一定要轻柔，不能用蛮力，且已出现关节变形的患者不宜行推拿。

❶❽ 中药"秘方"适合你吗

常常听患者说："我朋友（同学、亲戚、邻居）服用了什么独家秘方，类风湿关节炎就治好了。"这可能是有以下几种情况：①他得的不是类风湿关节炎，可能是骨关节炎或者其他疾病，只是临床表现与类风湿关节炎相似，所以经过治疗可以痊愈。②这个秘方确实有效，中医博大精深，有些药物经过合理配伍的确能治疗类风湿关节炎，但这类药虽然有特殊效果，也要看是否适合自己。③就是我们前面说过的那些没有药物名称的非正规厂家生产的药物，可能含有激素或其他西药成分，服药后症状缓解了，患者以为治愈了，但停药后很有可能再复发。一定要警惕。

19 红光照射对类风湿关节炎有效吗

红光照射即通过红外线治疗仪发出的红外线进行治疗。远红外线作用于人体，能促进局部血液循环，松弛肌肉痉挛，加速细胞与血液的物质交换，促进机体的新陈代谢。

（四）坚持正规治疗，莫要误入治疗歧途

20 为什么有些"中成药"比西药见效还快

有些类风湿关节炎患者说："我就用那个……中成药效果最好，用西药都没有它效果好。"结果医生拿到药一看，发现它没有正规生产批号，甚至不是正规药物，而是保健品。而且这种药为了突出其"纯中药""纯天然""无副作用"的特点，往往都不会写明真正有效的成分。等那个某某中成药的成分被药监局曝光后，发现哪里是纯中成药，分明添加了大剂量的免疫抑制剂和激素。因此一定要用有明

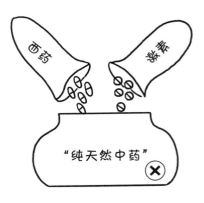

确成分标识的药物，这样可以针对性地用药，尽可能降低副作用，而不要出现副作用后再救治。

㉑ 为什么要小心非正规药物中"偷用激素"

选择正规医院看病，是治疗类风湿关节炎的正确之选。因为正规医院的医生会根据患者的病情选择合适的治疗方案及药物，如果需要用到激素，会跟患者明确说明，并会在应用激素的时候告知注意事项。如果相信网上说的"百试百灵""保证痊愈"，去非正规医院就诊，就有可能步入非正规用药的"陷阱"。因为短时间应用激素可能会改善症状，所以有些非正规诊所就不管三七二十一给患者使用，又怕患者听闻激素后产生反感心理，或想要夸大自己药物的"神奇性"，并不和患者说明使用的药物中含有激素，导致患者被"偷用"激素而不自知。最可怕的是如果激素使用不正规，不仅不能对疾病起到良好的控制作用，反而会对疾病预后产生不利影响。所以去正规医院看病才是正确的选择。

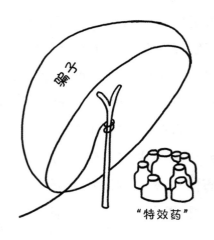

"特效药"

22 如果已经服用了含有激素或者疑似含有激素的药物怎么办

如果在非正规诊所或自行服用了含有激素的药物，首先要明确药物中激素的含量，然后去正规医院就医，并告知医生已经服用了多长时间和服用的剂量，让医生根据病情帮您逐渐减量或替换药物。若服用了疑似含有激素的药物，需要将药物拿给正规医院的医生，让医生帮您定夺。

良好习惯
很重要

（一）饮食

01 类风湿关节炎患者应该怎样选择饮食

"医生，我有哪些东西可以吃，哪些东西不能吃啊？"这是类风湿关节炎患者经常会提的问题，因为类风湿关节炎确实对饮食是有要求的，饮食配合得好，可以达到事半功倍的效果。我们首先要明确哪些食物对疾病恢复有利，哪些食物对疾病不利。如冬瓜、莲藕有助于消肿利湿，马齿苋、蒲公英有助于消炎止痛，这些食物可以适当多吃。而辣椒性味辛辣刺激，会加重关节炎症；海鲜易引起过敏反应，造成关节炎症加重，这些食物就要尽量少吃或不吃。其次就是要判断自己的体质，这要在专业医师的指导下进行，然后再根据个人体质选择适合的食物搭配。第三就是根据自身感觉，当人体内缺少某种基本元素的时候，一般会有所反映，通常是在某个时期特别想吃某种食物，而这种食物通常就是富含这种元素的食物。只要不是对疾病有害的食物，我们就应该听从身体给予的"信号"，及时进食此种食物以达到机体营养平衡。但要注意，特别想吃某种食物不是您偏食的理由，还要注意营养均衡。

02 为什么说饮食选择上首先要注意保护脾胃

治疗类风湿关节炎的药物（如非甾体抗炎药、激素等）都对消化系统有影响，不仅影响消化吸收，还会影响药物的治疗作用，因此在日常饮食选择上要注意以下几点。①进食容易消化的食物。②多吃药食同源、健运脾胃的食物，如山药、薏苡仁、大枣等。③禁食或少食寒凉、辛辣、刺激性的食物，如辣椒、冰淇淋、咖啡等。④注意食物的寒热属性，了解自身体质，比如平时怕冷、易腹泻或长期服用寒凉中药的患者，在饮食选择上应该选择偏于温性的食物，如南瓜、糯米、生姜等，避免选择苦瓜、莲藕、莴笋等凉性食物。⑤中药治疗类风湿关节炎时需要长期服药，故在辨证施治时应加入顾护脾胃的药物，以免长期因服药而伤及脾胃，影响其正常的运化功能。

03 类风湿关节炎患者一定要饮食清淡吗

类风湿关节炎患者饮食要清淡，但清淡并不代表寡淡。类风湿关节炎患者病程长，会出现多种原因导致的食欲下降，本来就下降的食欲再遇到寡淡的食物就更难引起进食的兴趣，长久下去会导致营养不良。饮食清淡是指在保证食物色、香、味的基础上少油少盐，这样既可以保持良好的食欲，又不会让油腻食物破坏脾胃运化功能，从而保持较好的食欲，不会因为"不想吃"造成自身抵抗力下降或营养不良。有并发症的患者更应注意饮食，比如合并肾功能不全的患者应忌食豆类制品等植物蛋白，用蛋、奶、瘦肉等代替。

04 为什么说规律饮食是好习惯

规律饮食是指饮食有节，三餐定时定量，不要"饥一顿饱一顿"，更不可暴饮暴食，这样会伤及消化功能，打乱胃肠消化的生物钟。当不吃早餐，或饿着肚子的时候，胃酸等消化液分泌后得不到食物中和，可侵蚀胃黏膜，这样就容易得消化道溃疡。此外，饮食不规律，或饮食不均衡，就不能给人体提供足够的能量和营养，久而久之，可能导致贫血、骨质疏松等。在三餐准时吃的情况下，人体内会自然产生胃结肠反射现象，可以使人体的排便规律，利于身体内代谢产物的排出；如饮食不规律、不吃早餐等，可造成胃结肠反射作用失调，产生便秘等症状，容易引起痔疮等问题。

05 什么样的饮食才算是均衡饮食

均衡饮食是指搭配合理的饮食，主食、副食、蔬菜、水果均不可忽视，不能想吃的东西吃得很多，不想吃的东西一点不沾。要在保证合理营养的条件下，科学搭配食物，按比例分配到一日三餐中。《黄帝内经》提出了"五谷为养、五畜为益、五果为助、五菜为充"的饮食原则，现代医学也认为，在食物多样化的前提下，日常饮食应以谷类为主，每天 300~500 克，蔬菜 400~500 克，水果 100~200 克，肉类 50~100 克，蛋类 25~50 克，奶制品 100 克，油脂类不超过 25 克，食盐控制在 6 克以下。

06 哪些药食同源的食物可以长期服用

药食同源的食物有很多，比如薏苡仁、莲子、山药、白扁豆、芡实，均具有健脾利湿作用，既可以健脾养胃，又可以帮助关节消肿，而且其性平和，可以长期服用；芹菜、冬瓜、丝瓜、莲藕等，均具有清热利湿的功效，可用于缓解关节肿胀症状，急性期、亚急性期都适用；苦瓜、蒲公英、马齿苋等，具有清热解毒的功效，可以在急性期食用，以达到缓解关节局部红肿疼痛的功效，但这类寒凉的食物久服容易伤脾胃阳气，影响脾胃运化功能，故不能长期服用。

07 哪些食物会加重病情

临床上经常听到有患者说："大夫，我就吃了……食物，结果病又加重了，怎么回事啊？"在我们日常饮食中，有些食物能明显加重类风湿关节炎症状，若能对这些食物有所了解，稍加注意便可避免不必要的痛苦。

不宜多吃的食物有以下 4 种：

①脂肪含量高的食物：脂肪在人体内的消化、氧化过

程中会产生酮体，过多的酮体对关节有较强的刺激性，所以类风湿关节炎患者不宜吃脂肪含量高的食物，如肥肉、五花肉等，炒菜也要注意遵循少油原则。

②高嘌呤食物：嘌呤能在人体内经过氧化变成尿酸，在关节中形成尿酸盐结晶，使关节症状加重，所以高嘌呤食物也要少吃，如动物内脏、海鲜、火锅、肉汤等。

③刺激性强的食物：如辣椒等食物会助热，会导致热性的关节疼痛患者关节红肿热痛加重，所以急性期患者应该避免进食辣椒。

④含有特定氨基酸的食物：有些食物含有某种特定氨基酸，能产生特异性抗体，易致过敏而引起关节炎症状加重、复发或恶化，如牛奶、羊奶、干酪、奶糖等奶制品。

08 长期偏食的危害有哪些

有些患者说："既然饮食上有这么多条条框框，那上面所涉及的可能会加重病情的东西我都不吃不就行了！"还有些患者会说："反正上面这些食物我也都不爱吃，我就挑我喜欢的食物吃就行了呗。"其实不然，这样会造成长期偏食，而偏食对类风湿关节炎患者的危害主要体现在营养不良导致的继发性疾病（如贫血、低蛋白血症、骨质疏松等）和抵抗力低下。比如长期不吃豆类及豆制品，不喝牛奶及奶制品，不吃鱼虾，瘦肉吃得也不多，会缺乏蛋白质，造成低蛋白血症；此外，素食主义者如果不注意补充铁和维生素 B_{12}，容易出现营养不良性贫血。

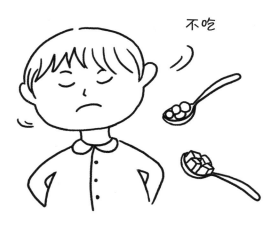

09 为什么吃海鲜会加重病情

类风湿关节炎的患者不宜多吃海鲜。首先，因为海鲜容易引起过敏反应，而过敏反应和类风湿关节炎类似，都存在自身免疫细胞攻击自身细胞的错误应答情况，过敏反应的发生可使关节滑膜炎加重，造成关节肿胀和疼痛加剧；其次，很多海产品（如海带、紫菜、海鱼、海虾、螃蟹、贝类等）含有较多嘌呤，对于类风湿关节炎合并高尿酸血症或痛风的患者来说，这类富含嘌呤的食物被人体吸收后，可以诱发痛风发作，能在关节中形成尿酸盐结晶，使关节症状加重。但海鲜也不是绝对禁忌食物，偶尔少量进食"解解馋"还是可以的，只是要注意"量"和"度"。

⑩ 不同疾病阶段如何调理饮食

类风湿关节炎大致分为四个时期，即急性活动期、亚急性活动期、慢性迁延期及稳定期。当疾病处于急性活动期时，病性以邪实为主，主要表现为寒湿或湿热，需根据寒热变化、伴随症状等酌情佐以清热利湿或散寒除湿之法，湿热者饮食上应以苦瓜、苦菜、马齿苋、蒲公英、丝瓜等善祛湿热的青菜为主；寒湿者应以生姜、豆蔻、山药、扁豆等善除寒湿的食物为主。当疾病处于亚急性活动期时，肝肾亏虚是其发病的重要内在因素。治疗原则上宜攻邪与补虚并重，以补益肝肾、祛瘀化痰通络为主，饮食上在善于利湿的食物基础上加黑豆、枸杞、桑椹、桂圆、芝麻等滋补肝肾之品。当疾病处于慢性迁延期时，治疗原则以补虚为主，兼以攻邪，治法上以补肝肾、强筋骨为主，佐以祛瘀化痰通络，饮食上应以滋补肝肾之品为主。当疾病处于稳定期时，可以适当放宽饮食限制，除了易致过敏、生冷和强刺激性食物外，其余食物均可适量食用，以保证营养搭配全面合理。

⑪ 如何依据食物"性味"进行食疗

经常听到有患者问："医生，你看我适合吃些什么食物补补啊？"首先需要明确的一点：食疗不等于食补，它可补、可泻、可调，是在中医理论指导下，利用食物的特性来调节机体功能，使机体获得健康或愈疾防病的一种方法，并非一味纯补。食疗一定要在专业医师或营养师的指导下，根据患者的阴阳、虚实、寒热，分别给予不同的食疗方。一般来说，体质偏热，平时容易怕热、出汗、嗓子痛、起口疮、便秘者，宜用冬瓜、丝瓜、绿豆芽、绿豆、薏苡仁、梨、苦菊、绿茶等清热降火；体质偏寒，平时怕冷、手脚凉、易腹泻者，适宜吃羊肉、韭菜、胡椒、生姜、桂皮、药酒等温热之品。感受风寒的患者宜用葱、姜等辛温发散之品，不宜吃苦瓜、绿豆等凉性食物，以防风邪内陷，也不宜吃肉类，以防风邪留滞不去而化热；感受湿邪致使关节肿胀屈伸不利的患者，宜多食山药、扁豆、薏苡仁等化湿之物，忌过食肥甘之品及甜食；久病致肝肾精亏，表现为关节疼痛畸形，肌肉萎缩，筋腱拘挛的患者，宜多吃些枸杞、胡桃、桂圆、芝麻等滋补肝肾之品。

12 如何判断是否适合服用人参

中药人参价格不菲，是大补之品，其味甘、微苦，性温，归脾、肺、心经，具有补气、固脱、生津、安神、益智的作用。但是所有中药都要建立在辨证论治的基础上才能起效。人参对有气短喘促、心悸健忘、口渴多汗、食少无力、大便滑泄症状

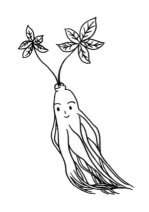

的患者，无论水煎、泡酒、炖汤、代茶饮还是打粉冲服都具有较好的疗效。但有咳嗽咯血、喘嗽痰盛、口舌生疮、小便短赤、大便秘结等热证、实证症状的患者，则不宜服用，如果服用可能会出现上火或者上述症状加重的情况。人参虽名贵，但毕竟是药，需要在辨证的基础上服用，以免引起变证。

⑬ 类风湿关节炎患者能喝酒吗

中医学认为酒性辛热，助阳生火，能祛散寒邪，所以当患者属于寒湿体质或伴有寒湿表现时，可以少饮一些酒以帮助散寒除湿。或者将辛热补益之品和搜风通络的虫类药浸泡到酒中，每日饮用。要注意，酒精过敏者不能饮用药酒；伴有湿热之象者也不适宜饮酒，更不适宜饮用用辛热药物浸泡的药酒，以免生热。其他如啤酒能够增加痛风的风险，红葡萄酒有扩张血管作用，会使关节滑膜充血肿胀加重，所以都不建议喝。白酒可以根据个人体质选择，但要注意饮用量不宜大，浅尝辄止即可。

⑭ 类风湿关节炎患者能喝咖啡吗

类风湿关节炎患者多喝咖啡会造成钙质流失，导致骨质疏松，加重关节负担和关节症状，所以还是少饮为妙。

（二）运动

⑮ 得了类风湿关节炎能运动吗

有些患者会有疑问：得了类风湿关节炎还可以像正常人一样运动吗？这个问题要从两方面看。首先，类风湿关节炎患者可以运动，而且正确的运动方式、合理的运动时间对疾病恢复是有益的。第二，"像正常人一样"运动恐怕不太容易，有些剧烈运动尤其是极限运动是坚决不能做的，因为类风湿关节炎患者关节不如正常人活动灵活，也比正常人更容易患骨质疏松，如果剧烈运动则出现意外导致骨折的风险远大于正常人。

⑯ 运动的好处您知道吗

类风湿关节炎患者通过运动可以达到增强体质、锻炼关节的目的。运动具有以下主要作用。①增加肌力，防止关节挛缩、强直和肌肉萎缩，帮助恢复关节功能。②促进机体血液循环，改善局部营养状态。③帮助调整心态，放松心情，增强体质，促进疾病恢复。

17 如何根据自身情况选择适宜的锻炼方式

　　不科学的锻炼方式会造成病情加重，患者应根据自身状况，如疾病的不同分期等，在医生的指导下合理选择锻炼项目及运动强度，避免一些对关节有刺激、会加重关节伤痛、强度过大的运动，如足球、篮球、排球、网球等，因为关节扭伤、跌伤和骨折等都是类风湿关节炎症状加重的诱发因素。可以选择自行车、快步走、太极拳、八段锦等运动。

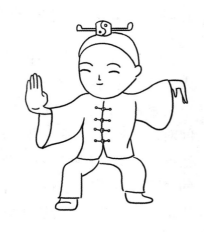

18 蹲起运动适合您吗

　　类风湿关节炎起初主要侵犯小关节，多见于近端指间关节、掌指关节、腕关节等，还没侵犯膝关节，这个时候可以进行蹲起锻炼，对锻炼关节肌肉有利。后期关节炎侵犯膝关节或合并骨质疏松时，就不建议进行蹲起运动了，否则容易导致关节炎加重。

⑲ 急性期患者适合运动吗

类风湿关节炎急性期时，患者关节处于滑膜无菌性炎症期，初期应尽量减少关节活动，以促进炎症消退和吸收。如果运动刺激到滑膜，导致炎症加重或迁延不愈，最坏的可能是使得炎症不能消退反而转为慢性，治疗起来就很麻烦了。有些患者怕将来留下后遗症，就心急地开始做康复训练，这样不仅不能获得预期效果，还会造成关节肿胀及疼痛加重，适得其反。

⑳ 亚急性期患者能运动吗

过了急性期，病情发展到亚急性期时，就可以开始进行关节功能锻炼和恢复训练。但在这个时期，关节炎症仍存在，功能锻炼要注意循序渐进，活动量要从小到大，难度由易到难，时间由短到长，不要因为功能锻炼过度加重关节滑膜炎症，引起病情反复。功能锻炼的方式有很多，亚急性期需要选择运动量较小、有针对性的锻炼方式，可随病变关节部位不同选择伸展运动、抗阻力运动等。

㉑ 什么运动适合慢性迁延期患者

在慢性迁延期，患者的关节炎症已经不明显，但可能已经存在关节僵硬或变形。这个时期可以采取更多的关节锻炼方法，并配合全身运动，有助于改善关节僵硬，增强体质。全身运动推荐运动量不太大、可以长期进行的项目，如太极拳、八段锦等，其动作舒缓、运动强度低、有利于长期坚持，同时可修身养性、舒缓情绪、减轻焦虑，很适合类风湿关节炎患者。此外，游泳也可以锻炼全身关节和肌肉，对关节没有压力，也是类风湿关节炎患者理想的运动方式。但要尽量选择室内游泳馆，泳池水温不能太低，不要在冷水中游泳，否则会加重病情。游泳的强度和距离宜从小量开始，逐渐增加运动量，每次时间不要过长。

22 稳定期患者是否可以做所有运动了

稳定期时，患者的关节炎症已完全消退，疼痛、肿胀、僵硬等症状都没有了，但可能留有关节畸形，如果不是严重畸形也基本不会影响运动。这个时期，只要不是非常剧烈的运动（如短跑、撑杆跳、三级跳远、举重等）、极限运动（如蹦极、跳伞等）或者对抗性太强的运动（如足球、篮球、冰球、橄榄球等），其他运动基本都可以参与，只是需要注意运动的度和量，不要"得意忘形"。

23 如何循序渐进地运动

类风湿关节炎患者应该学会合理的运动方式，锻炼应循序渐进，逐渐增加运动量，切不可一次性过度锻炼，也不要三天打鱼两天晒网，长期坚持才可以减轻关节疼痛，改善关节僵硬，增强体质。一般而言，每日的活动量以不加重局部症状，不影响第二天锻炼为原则。若前一天的活动量引起了第二天关节症状加重，则提示运动量过大，应略减少活动量，待耐受性提高后再增加活动量。若持续过度锻炼，则有可能造成病情加重或反复，不利于疾病的恢复。

24 为什么运动前的准备活动一定要到位

因为疾病的关系，类风湿关节炎患者比正常人更容易骨折、拉伤和扭伤，所以运动前一定要做好充分的准备活动，运动的时候才不容易受伤。准备活动包括全身拉伸运动（如压腿、扩胸、转体、腹背运动等）和局部关节运动（如关节屈伸、旋转等），一般准备活动需要进行至少10分钟，千万不要因为不重视或着急做运动就忽视了准备活动。

25 不同关节适宜的运动方法有什么不同

颈部：①前后、左右做屈伸运动。②旋转运动。

肩部：①两侧伸展运动。②以肩关节为原点做旋转运动。

肘部：屈伸运动。

腕部：①屈伸运动。②旋转运动。

手指：①单手握拳、伸展交替。②双手交叉、用力。

腰部：①前后屈伸运动。②旋转运动。

髋关节：身体前屈，停留一会儿，缓缓挺直身体。

膝关节：①坐位屈伸运动。②立位踢腿。

踝部：①立位提脚后跟。②坐位屈伸运动。

足趾：脚趾屈曲、伸直，脚趾分开并拢。

26 类风湿关节炎患者如何进行手部关节锻炼

手部关节是类风湿关节炎最常累及和最易致畸的部位，因此手部锻炼非常重要。通过锻炼，可以减少关节挛缩、畸形及肌肉萎缩，所以我们着重介绍一下手部锻炼的方法。①将前臂放在床上，手置床沿，手掌朝上或朝下，先握拳，再伸直，运动时腕先背伸、再屈曲，如此重复。②进行腕内收、外展，各指靠拢、散开练习。③双手指互相抵抗，双腕关节背伸，做到双手合十。④交替揉捏放松双手肌肉。

27 如何制订锻炼计划

锻炼计划应该重点解决患者认为影响生活的最主要问题。应具备短期和长期目标，患者要参与计划的制订，短期目标在 2~3 周可以达到，短期目标的实现可以增强患者恢复的信心和锻炼的兴趣。锻炼时间从每天 20 分钟、每周 2~3 天开始，随着患者能力提高逐渐增加。每次锻炼包括热身活动、锻炼和调整三个阶段。热身活动为 10 分钟，进行低强度的关节重复活动；锻炼内容包括关节屈曲、力量、耐力练习；调整期为 5 分钟，可以无阻力伸展锻炼的肌肉。

注意事项与调护

01 受凉会诱发类风湿关节炎的发作

02 夏天贪凉也会制造祸端

03 扁桃体炎或其他感染都会引起类风湿关节炎
   病情反复

04 树立战胜疾病的信心

05 精神因素对疾病的影响

......

（一）不要因为关节不痛了就放松警惕

01 受凉会诱发类风湿关节炎的发作

我们都知道风湿与受凉密切相关，那么类风湿关节炎与受凉相关吗？事实上，类风湿关节炎与气候、环境的关系非常密切，患者对气候变化很敏感，当阴天、下雨或寒冷、潮湿、受冻时患者关节肿痛症状会加重，所以类风湿关节炎患者常被戏称为"气象台"。其原因是类风湿关节炎患者的关节及其周围的神经和血管功能不全，血管收缩和舒张缓慢且不充分，皮肤温度升高迟缓，对气候不能适应。潮湿天气时湿度增高，使关节神经的敏感性增加，加

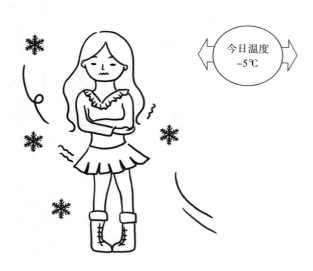

上寒冷时血流速度减慢，润滑液黏度增高，加大了关节活动时的阻力，关节疼痛加重。另外，气温降低使关节间隙中的液体不能流向血液和周围组织，积聚在关节腔中，导致关节肿胀和疼痛加重。

02 夏天贪凉也会制造祸端

夏天天气炎热，很多人都喜欢在空调屋里享受凉爽，包括类风湿关节炎患者。殊不知这样做不仅可能使关节再次受凉，更会让关节中积聚的寒湿之气不能外散，对病情没有一点好处。有些患者贪凉，整个夏天都对刚从冰箱里拿出来的冰镇水果、冷饮雪糕不加限制，不仅肠胃受不了，也会使寒湿之气积聚在体内，不利于疾病恢复。有些患者喜欢在游泳池中"清凉一夏"，此时千万要注意游泳池的水温，不要在冷水池中游泳，因为这也会造成寒湿之气积聚关节，加重病情。

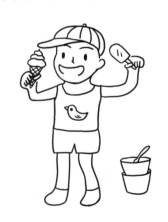

03 扁桃体炎或其他感染都会引起类风湿关节炎病情反复

扁桃体发炎或其他感染都会导致机体产生免疫反应，而类风湿关节炎正是自身免疫系统攻击自身靶器官的疾病，感染引起的免疫反应可能会加重自身免疫反应，造成关节疼痛的加重。所以类风湿关节炎患者要注意尽量防止扁桃体发炎或其他部位感染，以免加重病情。

（二）调护

04 树立战胜疾病的信心

类风湿关节炎患者因为疾病缠身，情绪往往会悲观、焦虑。类风湿关节炎不是绝症，只要规律治疗，做好防护，大多数患者都会好转，也不一定会留下关节畸形。患者要树立战胜疾病的信心，学会自我克制和自我调节，心胸宽广、豁达大度，多与他人沟通交流，从根源上认识疾病，不畏惧疾病，才能对疾病的转归产生有利影响。

05 精神因素对疾病的影响

情绪影响人体的免疫力，积极情绪会使免疫力上升，消极情绪会使免疫力下降，机体免疫功能下降会造成类风湿关节炎易感或易反复。积极情绪包括快乐、轻松、信任等，主要是受"开心激素"的分泌影响，如多巴胺、血清素等。相反，消极情绪主要是受"伤心激素"的影响，包括肾上腺素、皮质醇等。所以，保持积极乐观的情绪可以降低类风湿关节炎病情反复的概率。

06 一定要规律治疗

类风湿关节炎是一种自身免疫性疾病，需要一个长期坚持的治疗过程。半途而废或是三天打鱼两天晒网的行为会使病情反复，身体免疫功能也会随之下降，以致病情迁延不愈或不断加重。所以坚持治疗、规律服药是疾病走向缓解的必经之路。有些患者在症状缓解后就掉以轻心、不规律服药，或因为药物有副作用就私自停用，这些都会让刚好转的病情再次反复。

07 每天坚持用热水泡脚

从西医角度说，用热水泡脚可以促进局部血液循环，使肌肉松弛，进一步减轻下肢尤其是小腿以下关节周围的肌肉痉挛，有利于关节功能的改善，从而达到消炎、消肿和镇痛的目的，尤其对足趾关节肿痛的患者见效更快。从中医角度说，人体的五脏六腑在脚上都有相应的投影，连接人体脏腑的十二条经脉中有六条起始或终止于足部，足部分布有 30 多个穴位与内外环境相通。坚

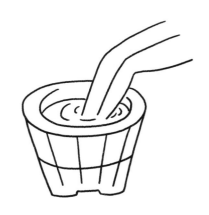

持用热水泡脚，并同时按摩刺激这些穴位，能促进气血运行、调节脏腑功能、疏通全身经络，从而达到培补元气、祛邪扶正的目的。

08 中药泡脚与普通热水泡脚的区别

普通热水泡脚可以去除污垢，减轻疲劳，改善血液循环，促进新陈代谢，使身心舒畅、精神爽快。中药泡脚是根据患者病情辨证选方，熬成中药汤来泡脚，其中的有效成分在热水的热力帮助下，渗透进皮肤，被足部毛细血管吸收，进入人体血液循环系统，从而达到改善体质、调理身体、治疗疾病的效果。

类风湿关节炎表现为手脚发凉、怕冷的患者应选用温通经络的中药，如艾叶、附子、川乌、草乌、花椒、桂枝等温经散寒药物，配以红花、鸡血藤、川芎、路路通、伸筋草、透骨草等活血化瘀通络药物。手足热、喜凉怕热、容易嗓子疼的患者就不要用这类温经散寒的药物，以免助热，可以单独用活血化瘀通络的药物泡脚。

09 中药泡脚的注意事项

听了上面关于中药泡脚的好处，您是不是已经迫不及待想要尝试了？别急，先来看看注意事项：①泡脚盆要深，以能浸泡到小腿的木质盆为佳。因为木盆不仅保温效果较好，而且木盆底厚，能减少足底受凉。②注意水温，宜控制在 40~42℃，过高的水温可能会造成皮肤烫伤，尤其对于四肢末端感觉障碍的患者更是如此，如糖尿病、脑血管患者。过低的温度又起不到温通经络的作用。③时间上不要太长或太短，15~30 分钟较为适宜。时间太短效果达不到，时间太长又容易出现头晕、胸闷、气短等症状。④一些有急性感染性或出血性疾病患者禁止泡脚，足部有外伤或破溃者也不能泡脚，因为这可能会造成局部感染。

⑩ 天气变冷前提前加衣保暖

半数以上的类风湿关节炎患者对气候变化敏感，阴天、下雨、寒冷和潮湿时，关节肿胀和疼痛会有不同程度的加重。因此在换季时，尤其是秋冬之交和春夏之交，需要格外注意防寒保暖，切忌吹风受凉或淋雨受潮。夏季穿长衣、长裤睡觉，不宜贪凉使用凉席，空调也不要调到制冷模式，可以调到除湿模式，但不要长期吹，更不要直吹。冬季穿衣以暖和轻便为要，过重的衣服会给关节带来负担。阴天下雨时应减少外出，以免因淋雨或受寒导致病情加重。

⑪ 出汗后要及时更换衣服

出汗后及时更换干爽的衣物，听起来是特别小的一件事，但是不注意的话会造成很不好的后果。因为出汗后，衣服总是潮乎乎的，风一吹就觉得凉飕飕的，人体这个时候就相当于处在一个寒冷潮湿的环境中，而且此时毛孔是张开的，很容易感受风寒湿邪，引起病情反复或加重。

⑫ 预防晨僵的方法

晨僵会给患者带来很多生活上的不便，因此要在出现前就把它遏制在摇篮之中。预防方法不外乎就是保暖和锻炼。如多用热水泡手，天冷戴手套，不接触冷水，这些都是保暖的方法。反复做手指弯曲、伸直动作，多搓揉手指，不要维持同一个姿势过长时间，这些都是锻炼的方式。

⑬ 快速缓解晨僵的方法

通过手部活动和温热疗法，可以快速缓解类风湿关节炎的晨僵症状，帮助患者减轻晨起后生活上的不便，快速地投入工作，增强患者战胜疾病的信心。

手部活动可以分为 3 个步骤。①握拳练习：每天清晨醒来时，尝试握拳，速度不宜过快，用力握紧，刚开始可能做不到位，多做几次就能缓解僵硬，握拳也能到位，做 50~100 次。②分合手指：和握拳交替练习，手指能分多开就分多开，也是做 50~100 次。③活动手腕：腕关节的活动以屈伸为主，刚开始不要旋转，等僵硬缓解一些可以加旋转，做 30 次左右即可。

温热疗法分为红外线热疗、热敷疗法、双手温水浴等，均可较快缓解晨僵。家中有红外线治疗仪的患者可以直接开启红外线治疗仪进行热疗。没有的可以将双手浸泡在温水中 20 分钟，水温保持在 50℃ 左右；或者将毛巾用热水浸湿，敷在双手上，和温水浸泡是一个道理。

14 不要干重活

类风湿关节炎患者不宜干重活，过重的体力劳动会造成身体疲劳、关节劳损。身体疲劳则免疫力容易下降，外邪容易入侵；直接劳损关节则会加重关节症状，如果患者处于急性期，那么肿痛症状会变得更厉害；如果患者已经有关节变形，长期干重活会加重关节变形，最终可能会丧失劳动能力。所以不是类风湿患者本人不愿意干重活，而是不能干重活，这个道理患者的家人和同事也要知道，以减轻患者的心理压力。

15 做家务要讲究"技巧"

得了类风湿关节炎，干活的时候就千万不能当"拼命三郎"，要学会干一会儿歇一会儿，常变换姿势，注意劳逸结合。类风湿关节炎很忌讳长时间维持一个姿势不动，这样会造成局部血液循环障碍，导致或加重关节僵硬。病情加重了，干活就更困难了，从而形成恶性循环。所以，在源头上就要杜绝这种人为可能导致的病情加重。

16 经常晒太阳有益健康

类风湿关节炎患者应该多晒太阳，太阳光中含有的紫外线、红外线各有其作用。适量的紫外线照射不仅可以杀菌，而且可以把人体皮肤中的一种胆固醇转化成维生素 D，而维生素 D 是促进钙质吸收的必需物质。前面多次提到，类风湿关节炎患者比正常人更易患骨质疏松，晒太阳对预防和治疗骨质疏松是有益的。红外线照射可以通过光热反应，使人体体温升高，加快新陈代谢，提高身体免疫力，尤其对于寒冷引起的病情变化具有较好的效果；还能扩张血管、改善周围血液循环，具有祛风散寒、活血通络的作用。虽然晒太阳对于类风湿关节炎患者有诸多好处，但对于类风湿关节炎合并红斑狼疮的患者，则不宜晒太阳。这是因为红斑狼疮患者具有光敏感特性，日光中紫外线的照射是使红斑狼疮病情发展、加重的主要原因。

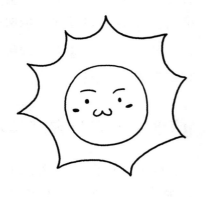

17 您会晒太阳吗

可能您会说：这还用说，晒太阳谁不会啊？其实晒太阳也有步骤和注意事项，主要包括以下几点：①在晒太阳之前，应在遮阴处先让身体适应室外气温 5~10 分钟，然后再进行日光浴。②晒太阳时要尽量暴露四肢，尤其是受累的关节，让紫外线和红外线都能充分作用到这些地方。③饥饿、过饱、发热时不要进行日光浴。④不要在太阳底下看书、看报纸、看手机，以免对眼睛造成伤害。

18 晒太阳在时间上有讲究

晒太阳在时间上也是大有讲究的，如果没有掌握晒太阳的正确时间，小则没有作用，大则对疾病不利。晒太阳的时间夏天一般宜选择在上午 9~10 点，因为这个时间段既有足够的阳光，同时阳光不毒辣、不至于晒伤皮肤或中暑。冬天则上午或下午都可以，上午宜 10~11 点，下午宜 2~3 点，因为冬天天气较冷、我们身上衣服也穿得比较多，阳光不会灼伤皮肤，时间充裕的话可以上、下午都抽出时间晒一晒。刚开始晒太阳时，夏天从每天 10 分钟开始，如果没有不舒服的情况，以后每天增加 5 分钟，最终达到每天 30 分钟。冬天可以适当延长一些时间，达到每天 1 小时左右。空腹及刚吃完饭时不宜立即晒太阳，在饭后 1~2 小时进行最好。

19 应用防晒霜就白晒了

我们先来了解一下防晒霜：防晒霜是通过无机和有机

活性成分，隔离、反射紫外线，达到防止晒黑、晒伤的目的。因此如果应用了防晒霜，紫外线中的杀菌和补充维生素 D 的作用就没有了。夏天的时候，为了防止晒黑和晒伤，可以戴个有檐的帽子，在阳光不太强烈的上午晒太阳，也可以通过适当缩短晒太阳的时间来防晒，但记住千万不要使用防晒霜，否则晒太阳的好处也就被"隔离"了。

20 不要用凉水洗手

类风湿关节炎患者最好不要接触冷水，尤其不要长期接触冷水。因为冷水会使血管收缩，导致肢体末梢供血不足，造成微循环障碍，致使皮温降低、手指麻木僵硬，加重关节症状。有些人一旦接触冷水后就会感到寒凉刺骨，或者伴有关节酸痛感，严重者会出现"雷诺现象"。雷诺现象以皮肤苍白、发绀而后潮红为特征，是由于间歇性末梢小动脉痉挛、管腔狭窄引起的，寒冷是其主要诱发因素。

21 尽量不要在潮湿环境中工作和居住

潮湿环境除了因夏季、南方梅雨季等季节因素导致外，还有很多是地形因素导致的，典型的如地下室、卫生间等。我们都知道，地下室很难接触到阳光，环境往往寒冷潮湿，如果用温度计测量的话，地下室能比非地下室至少低 2℃，在地下室晾衣服也很难晾干。类风湿关节炎患者在居室选择上，应该尽量选择向阳、通风、湿度小的房屋，避免居住在地下室，工作地点也尽量远离地窖、花室、大棚等潮湿之所。没有窗户的卫生间因为密闭、不见阳光、通气性差等原因也是湿气的聚集之处，所以在卫生间不要久留，经常打开通气扇换气或开窗通风，洗澡后记得将墙上和地上的水渍擦干，这都有助于改善卫生间的潮湿环境。

22 床铺的软硬选择有门道

人一生中的一半时间都在床上度过，所以选择合适的床格外重要。在床铺的选择上，类风湿关节炎患者不能光图舒服就选择软床，因为越软的床对疾病的恢复越不利，硬一些的床更适合类风湿关节炎患者。

类风湿关节炎患者特别是脊柱受累的患者，不适合睡软床，因为软床在人躺下后容易下沉，无论仰卧还是侧卧，都能使受压的部位塌陷下沉，造成脊柱的弯曲或扭转变形，形成脊柱弧形侧凸，不利于疾病恢复。硬板床因为床面平整，质地较硬，韧性较强，人在平卧时可以强制脊柱不弯曲，从而预防脊柱畸形。

23 久坐久站都不好

类风湿关节炎患者工作时长期维持同一个姿势对病

情不利，会造成关节僵硬，不利于血液流通，加重关节症状。

现代人工作时一般都是对着电脑，一坐就是一天，这对类风湿关节炎患者来说非常不利。类风湿关节炎患者长时间维持同一姿势，容易造成关节僵硬，不利于血液流通，会加重关节症状。所以患者在工作时应过一段时间就起身变换一下姿势，最好能舒展一下全身关节再进行下面的工作。此外，办公桌应调节到合适的高度，选用能支撑背部且软硬、高矮都适中的椅子。

除了久坐的工作，还有售货员、餐厅服务员、地铁及机场勤务人员等需要久站的工作，也不利于类风湿关节炎患者的康复。尤其是关节炎发生在下肢的患者，建议申请调动岗位，或者找一份不需要久站、可以适当休息的工作。

24 跟高跟鞋说再见

女性爱美是天性，高跟鞋能让女性姿态显得更加婀娜多姿，且能让自己看起来高挑，因此已成为现代女性不可或缺的装扮之一。但是如果患了类风湿关节炎，还经常穿高跟鞋，无论是细跟还是粗跟，穿着过久都会伤害踝关节和膝关节。踝关节因为受力不均易发生扭伤，膝关节关节面可因前倾站姿加大磨损。尤其是类风湿关节炎已经侵袭到脊柱的女性千万不可以穿高跟鞋，因为高跟鞋会增加腰部的压力，加重脊柱负担，严重时还会导致脊柱强直、畸形，甚至致残。因此建议女性患者不要穿高跟鞋，不要为了美丽丢了健康。

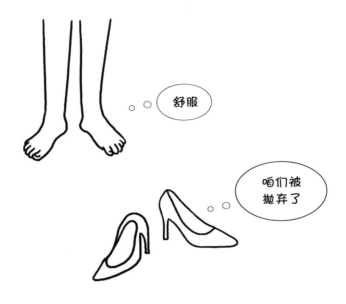